水俣の教訓を福島へ

水俣病と原爆症の経験をふまえて

定訴訟熊本弁護団……［編著］
崎克馬＋牟田喜雄＋高岡滋＋山口和也

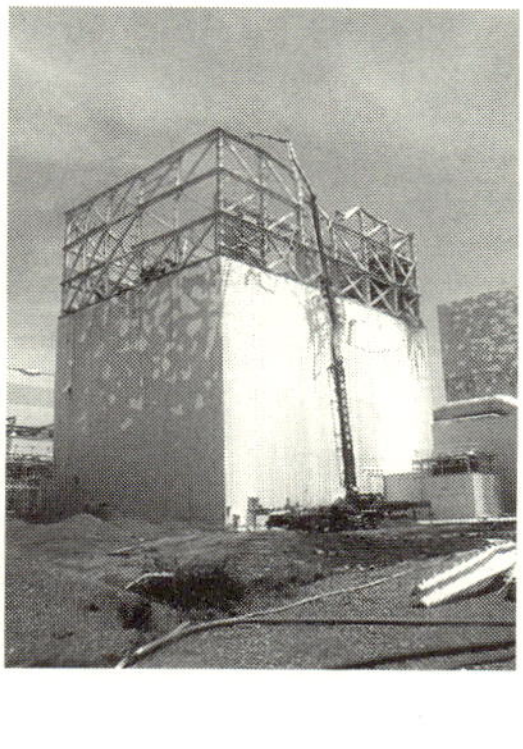

花伝社

水俣の教訓を福島へ――水俣病と原爆症の経験をふまえて◆目次

なぜ、シンポジウムを開いたのか……5
原爆症認定訴訟熊本弁護団事務局長、ノーモア・ミナマタ訴訟弁護団事務局長　弁護士　寺内大介

Ⅰ部 パネラー報告

開会あいさつ……8
1 過少評価できない放射線の内部被曝　琉球大学名誉教授　矢ヶ﨑克馬……15
2 フクシマとミナマタをつなぐもの　熊本日日新聞論説委員・編集委員　山口和也……28
3 プロジェクト04で明らかになったこと　平和クリニック院長　牟田喜雄……37
4 メチル水銀の長期低濃度汚染について　協立クリニック院長　高岡滋……44
5 ミナマタの教訓を福島にどう生かすか　元熊本学園大学教授　原田正純……58

Ⅱ部 リレートーク

Ⅲ部 特別寄稿

1 ノーモア・ヒバクシャ！
熊本県原爆被害者団体協議会事務局長 中山高光……98

2 原発事故にミナマタの教訓を生かす
水俣病不知火患者会会長 大石利生……100

3 フクシマにミナマタの教訓をどう生かすか
ノーモア・ミナマタ国賠訴訟弁護団団長 園田昭人……103

あとがき……107
原爆症認定訴訟熊本弁護団団長・水俣病訴訟弁護団事務局長・弁護士 板井 優

4　資　料

なぜ、シンポジウムを開いたのか

原爆症認定訴訟熊本弁護団事務局長
ノーモア・ミナマタ訴訟弁護団事務局長
弁護士　寺内大介

福島第一原発からの放射性物質の漏出という事態を受け、政府は、原発から二〇キロメートル以内の住民に避難指示を出すとともに、三万人規模の調査を一〇年間にわたって行う方針を発表しました。そして、福島県は、二〇〇万人の県民を三〇年にわたって追跡調査するとしています。

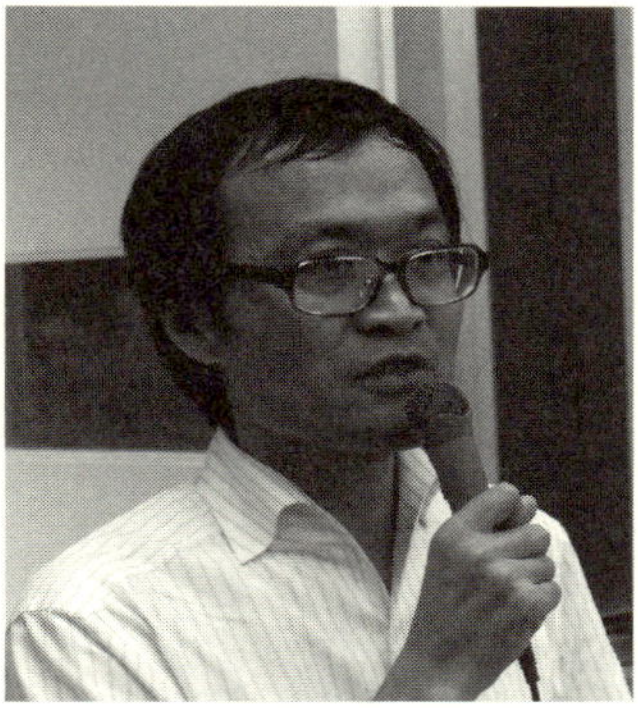

寺内大介

集団的な健康被害を把握するうえで、健康調査、とりわけ、地域住民全員の悉皆《しっかい》調査は極めて重要です。原因物質と健康被害との因果関係がはっきりしないとき、疫学調査の結果が有力な判断材料になるからです。

国は、原爆被爆者の放射線被害（原爆症）について、「放射線を体内に取り込んだことによる被曝（内部被曝）の影響は無視してよい」と言い続けています。そのため国は、内部被曝の健康影響に関するデータを持ち合わせていません。その国や福島県が健康調査を行うとして、健康影響を正しく評価する調査になるのか、大いに疑問を感じました。

熊本では二〇〇四年、県内の被爆者三〇〇名について健康調査を実施しました（プロジェクト04）。調査の結果、国が放射線の影響がないとしている遠距離被爆者も、非被爆者に比べて多くの病歴があることがわかりました。この調査結果や手法は、福島の調査に生かせるのではないかと考えました。チッソが垂れ流したメチル水銀を、魚介類を通じて内部被曝した水俣病被害者についても、同じ構図があります。

国は被害を小さく見積もるため、水俣病の健康調査を実施しません。二〇〇九年に不知火海沿岸で実施された水俣病一〇〇〇人検診では、行政が水俣病被害者の存在を認めない地域にも、多数の潜在患者がいることが明らかになりました。

こうした熊本における原爆症や水俣病の被害者救済の取り組みを、福島に生かすことが出来ないかと考えてシンポジウムを企画しました。

このブックレットは、二〇一一年七月二日に熊本市内で開催したシンポジウム（主催：原爆症認定訴訟熊本弁護団／共催：水俣病不知火患者会、ノーモア・ミナマタ訴訟弁護団）の記録です。

ノーモア・ミナマタ！　ノーモア・ヒバクシャ！

Ⅰ部

パネラー報告

開会あいさつ

司会　シンポジウムを始めます。開会の挨拶を、主催者を代表しまして、原爆症認定訴訟熊本弁護団事務局長寺内大介弁護士にお願いします。

寺内大介　こんにちは。原発問題への皆さんの関心の深さを改めて実感しています。

全国の被爆者が起ち上がった原爆症の認定訴訟がございました。国は、爆心地から二キロより遠い所にいた被爆者には放射線の影響はないのだと、ずっと裁判の中で言い張っていました。ところが国は、福島では二〇キロ地点の住民に対しても放射線の影響があるかもしれないと、避難の指示をしています。

原爆症の裁判では、爆心地から二キロより遠い所で被爆をした原告たちの健康影響、とりわけ残留放射線の内部被曝の影響を認める原告勝訴の判決が相次ぎました。そのため国は、ついに認定基準を改めることになりました。それでも国が放射線の影響を認めているのは、爆心地から三・五キロという範囲です。しかも、先般始まりました熊本の原爆症裁判でも、相変わらず、「内部被曝の影響を考える必要はないんだ」ということを言っています。

一方で、予算の都合で原爆被爆者の健康被害を小さく見積もり、他方で被爆者の内部被曝の影響調査を怠ってきたが故に、福島原発の周辺住民に対しては同心円状に避難指示を出す。しかしながら、玄海原発について再稼働を国が要請したということからして、福島についても一夜にして安全宣言を出すかもしれない。原爆症の認定制度の抜本的な転換を求めてたたかってきた私たちは、この教訓を福島に生かすことができないかと考えました。

また、公式確認から五五年を過ぎた水俣病でも同じ問題に直面していると思います。被害を訴える者がいるにもかかわらず、行政は被害地域の住民の健康調査をしようとはしません。まだまだ埋もれた潜在患者を残したまま幕引きをしようとしております。しかもご丁寧に、原因企業のチッソを免責する法律まで作りました。ノーモア・ミナマタの旗のもとにたたかってきた私たちは、国の責任で原発周辺住民の健康調査を丁寧に行うこと、東電の免責を絶対に許してはならないことなど、水俣の教訓を福島に生かすべきだと考えました。

今日は、原爆症、水俣病の専門家が勢揃いしました。専門家のあり方についても議論されるかもしれません。盛りだくさんですが、パネラーの報告の後は時間の許す限り、会場発言をお受けしたいと思っています。活発な議論を期待いたしまして、主催者からのご挨拶といたします。

司会　本日のシンポジウムに向けてメッセージをいただいておりますので、ご紹介させていただきます。

本日の緊急シンポジウム「福島原発事故にミナマタの教訓をどう生かすか」の開催に対しまして心から敬意と感謝を申し上げます。

命と環境を大切にしたまちづくりを進める水俣市は、環境破壊につながらない自然エネルギーへの転換を求めつつ自らの暮らしも見直さなければならないと思っています。

大変有意義なシンポジウムになりますことを祈念いたしますとともに、お集まりの皆様の今後益々のご健勝とご活躍を期待申し上げます。

水俣市長宮本勝彬様よりいただきました。

ノーモア・ミナマタ訴訟、原爆症認定訴訟をはじめ、被害者・被爆者の権利救済に全力をあげておられる熊本の患者会、被爆者そして、支援団体、弁護団の皆様の活動に心から感謝し、深く敬意を表します。

3・11の東日本大震災とこれにともなう福島原発事故による未曾有の被害には、本当に深い衝撃を受けております。とりわけ、福島原発事故による被害は、文字通り、人災そのものであり、私たちの力がもっともっと強ければ、このような被害発生の未然防止ができたのではないかとの思いも尽きません。

しかしながら、そのような中で、福島原発事故後の東京電力、国をはじめとする「原因者側」すなわち「原発推進側」の行動は、全く無責任であるばかりでなく、被害の隠蔽に懸命であり、

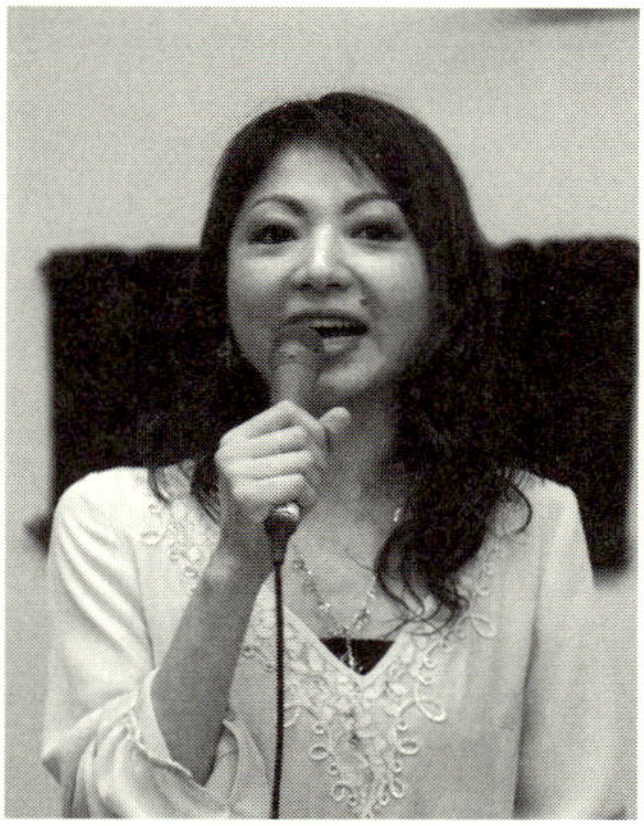
司会　久保田紗和

さらには、被害の一層の拡大を招く行動に終始するという許されない状況にあります。

現在の福島原発をとりまく状況は、労働者、住民の安全よりも利益を最優先させたこと、事件発生後も、廃水処理にあたって、企業の論理に基づき、被害の拡大を隠蔽し続けてきたこと、食物連鎖とこれによる生物濃縮を無視し、有害物質を垂れ流したこと、工場の廃水を当初の百間排水溝からひそかに水俣川河口に変更し、垂れ流しを続け、被害の拡大を招いたこと、一気に被害を終始切り捨て続けたこと、水俣病の病像を狭く限定し、被害救済を拒否し続けたことなど、水俣病の発生拡大にチッソと国が行ったこととの共通性に、日々怒りを強めております。また、原爆症認定訴訟の関連からすれば、広島・長崎・ビキニで大きな問題となっている「内部被曝」、低線量被曝の軽視・無視という許せない状況を国が未だ裁判で主張し続けているという大きな問題があります。

そのような中、皆様が、熊本において、「福島原発事故にミナマタの教訓をどう生かすか」というテーマで緊急シンポジウムを開き、水俣病の教訓を被害の実態の中から分析し、日本のみならず、世界に発信することは、極めて意義深いものと考えます。

私たちも、関西地区を中心に、水俣そして原爆症認定訴訟の経験を、福島原発のこれ以上の被害拡大の防止と被害の救済に生かすために、より一層活動を強め、全国の闘いと連帯を進めたいと決意しております。

本日の議論の成果を、是非とも全国、そして、全世界に広めていただくことを強く要望するとともに、今わたしたちが何をなすべきかの力強い行動提起も併せて心よりお願いし、連帯の挨拶とさせていただきます。

原爆症認定訴訟近畿弁護団団長藤原精吾様、水俣病京都訴訟弁護団事務局長・原爆症認定訴訟近畿弁護団幹事長尾藤廣喜様より連名でいただきました。

司会　それではシンポジウムに移ります。コーディネーターは、原爆症認定訴訟熊本弁護団の三角恒弁護士です。よろしくお願いいたします。

三角恒　最初にパネラーを簡単に紹介させていただきます。

私の右側に座っておられるのが琉球大学名誉教授の矢ヶ﨑克馬先生です。その右側が山口和也さんで、熊本日日新聞の論説委員と編集委員をしておられます。その右側が牟田喜雄先生、平和クリニックの院長をしておられます。その右側が高岡滋先生、水俣の神経内科リハビリテーション協立クリニック院長をしておられます。一番右側が原田正純先生、熊本学園大学の教授をしておられました。コーディネーターを務めます三角です。よろしくお願いします。

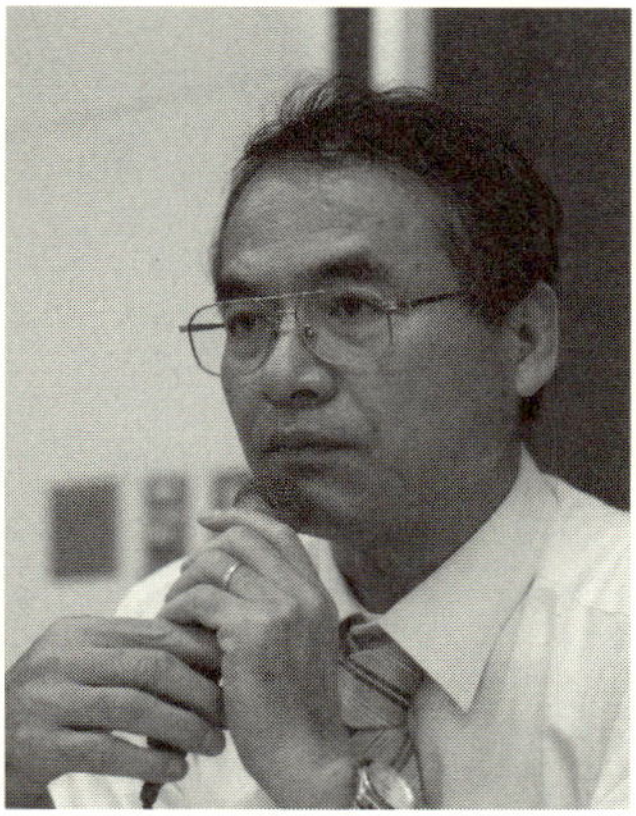
三角恒

最初に矢ヶ﨑克馬先生からお話を伺いたいと思います。矢ヶ﨑先生は熊本の原爆症の裁判で内部被曝の危険性について証言されました。内部被曝の問題はこれまで国の基準では全く無視されてきましたが、熊本地裁判決ではその危険性について判決理由の中で認定しており、国の基準が間違っていたということを内部被曝の関係で裁判上初めて認めたということでございます。裁判所が初めて明らかにしたという点で、先駆的な役割を果したというふうに私たちは考えています。

福島原発事故におきましても、まさに内部被曝が問題となりうるため、現在いろんなところから引っ張りだこであり、もっとも忙しい中のお一人というふうに思っています。本日も東京で午前中取材があったということで、先ほど着かれました。本日も内部被曝の問題点について報告をしていただきたいと思います。

1　過少評価できない放射線の内部被曝

琉球大学名誉教授　矢ヶ﨑克馬

こんにちは。本日は「ミナマタを福島のたたかいにどういうふうに生かすか」というテーマで、集会を持たれるという大変重要な取り組みでありまして、感激をいたしました。

個人的なことになりますが、私は原爆症認定の集団訴訟で内部被曝を扱うまでは、被爆者の方の内部被曝についてほとんど把握していませんでした。大胆なことに板井優先生が私に、内部被曝の証言をしなさいということをお申し付けになりました。それからが皆さんにご紹介したいところですが、当時私は琉球大学の学部長をしておりまして、多忙極まる学内の生活をしていました。そんな私のもとに、意見書提出の一年前からほとんど毎週のように、弁護団の先生が沖縄までいらっしゃったのです。それも三人もです。「文献を持って来たから来週までに読んでおいてください」と特訓を受けました。この特訓によって、私はやっと開眼しました。

内部被曝ということがやっと認知され始めましたが、熊本の先生方が突破口を開いてくれたのではないかと思っております。今回も福島で原子炉の破壊が起こった時にすぐ福島に飛んでいって、被爆者の二の舞を絶対踏ませない、教訓を掴めと現地で訴えてきました。現地の人には怒りは胸に抑えて、

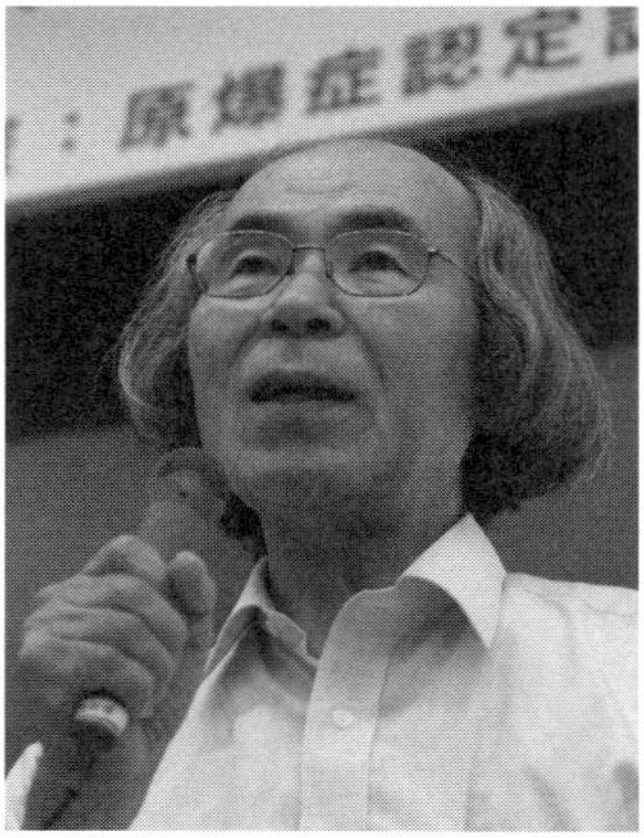

矢ヶ﨑克馬

やるべきことは全部やろうと言ってきましたけれども、内部被曝はみなさんもご存じの通り、原爆症認定訴訟ではすべて内部被曝を基礎にして原告勝訴の判決をいたしました。

問題は国がきちっと事態を見ていない。もっと大きな問題は、放射線問題に対して日本の科学人がまったく無視して、依然として内部被曝が無視されている状況が、中央の政界及び原発処理というところで続いていることです。これを変えていくには、住民が声を挙げるより他に道はないということであると、日夜説明に飛び回っているところでございます。

放射性物質の性質は変えられない

今日は、主に放射線とはどういうものであるかという基礎的なことだけに限定してお話ししたいと思います。

まず放射性物質につきましては、放射線というものが遺伝子、生命体に悪作用をする。ですから、身体に少し入っただけなら大丈夫というようなことではなくて、入る以上必ず悪作用があります。もう一つ、原子力発電を続けていく時には放射性物質が大量に出ます。放射性物質があるだけでものすごい熱が出ます。永久に冷却し続けて、しかも放射線が外に漏れないように封じ込めるしかない。このことが福島で破たんをしてしまったわけですね。こういうことについての基礎をお話しします。

まず、放射線の作用ということで「電離放射線」というのが正式の名前として言われています。電離ということは、放射線が電子を原子から吹き飛ばすということをするわけです。あらゆる原子が、分子と呼ばれていますけれどもお互いにつながっている。つながっている一番基礎的な結合力、原子と原子が結びついているその力が破壊されてしまっているということです。

放射線というのは原子のど真ん中にある原子核から出てくるもので、三種類ほどあります。三種類というのは原子の種類によって違いますけれど、原子核から出てくる放射線、これを発する能力があるという意味で放射能という言葉が使われています。

放射性の物体を、何とか科学の力によって放射性でないものにしていくことが可能かというと、現在の力ではまったくできません。そういう意味で原子力発電は、まったく未熟なテクノロジーを使ってしまっているというものであります。原子核から出ていますので、煮ても焼いてもその性質を変えることは全然できません。

外部被曝と内部被曝の違い

図1は水素原子を二つ書いてあります。例えば、都市ガスの中に入っている水素は水素分子という形で二つくっついている姿です。このくっつく時に基礎的な力になっているのは、原子と原子の間の電子二つがペア、対になっている部分で、これが決定的に大きな役割を果たしています。

対になっている電子が、放射線でどういうふうにされるかを見ていきます（図2）。放射線というのは電離といって、電子を吹き飛ばします。対になっている電子一つを吹き飛ばすので分子が切断さ

図1

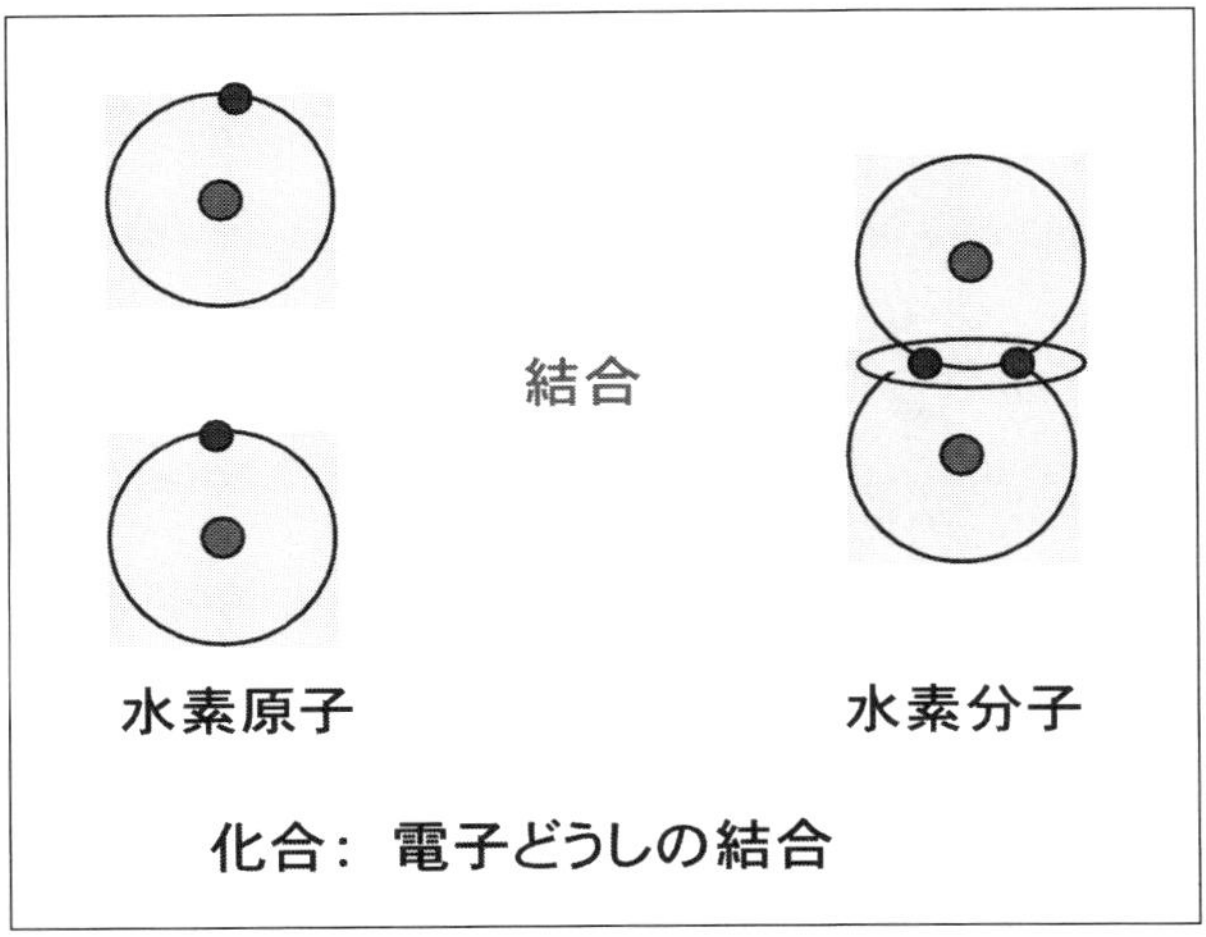

図2

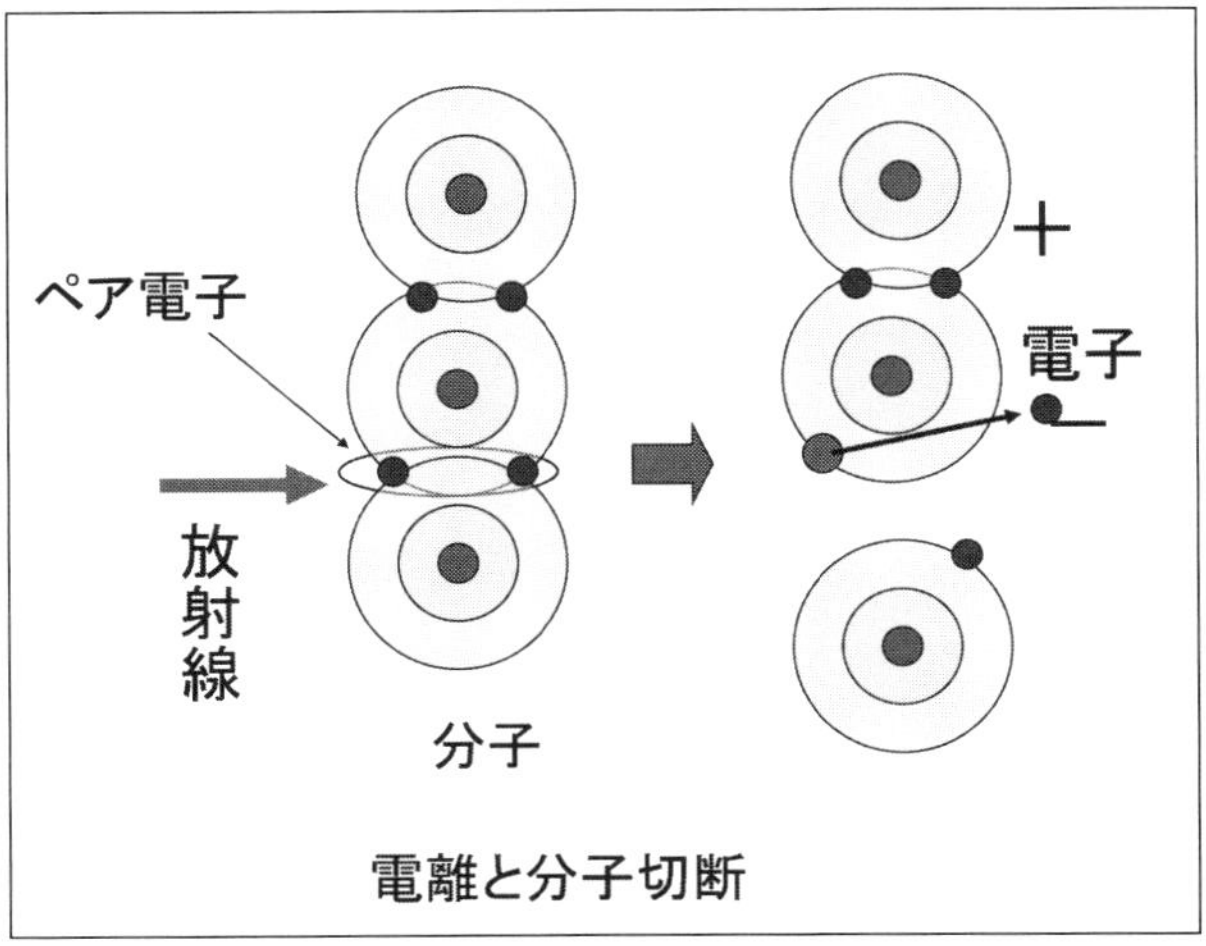

図３

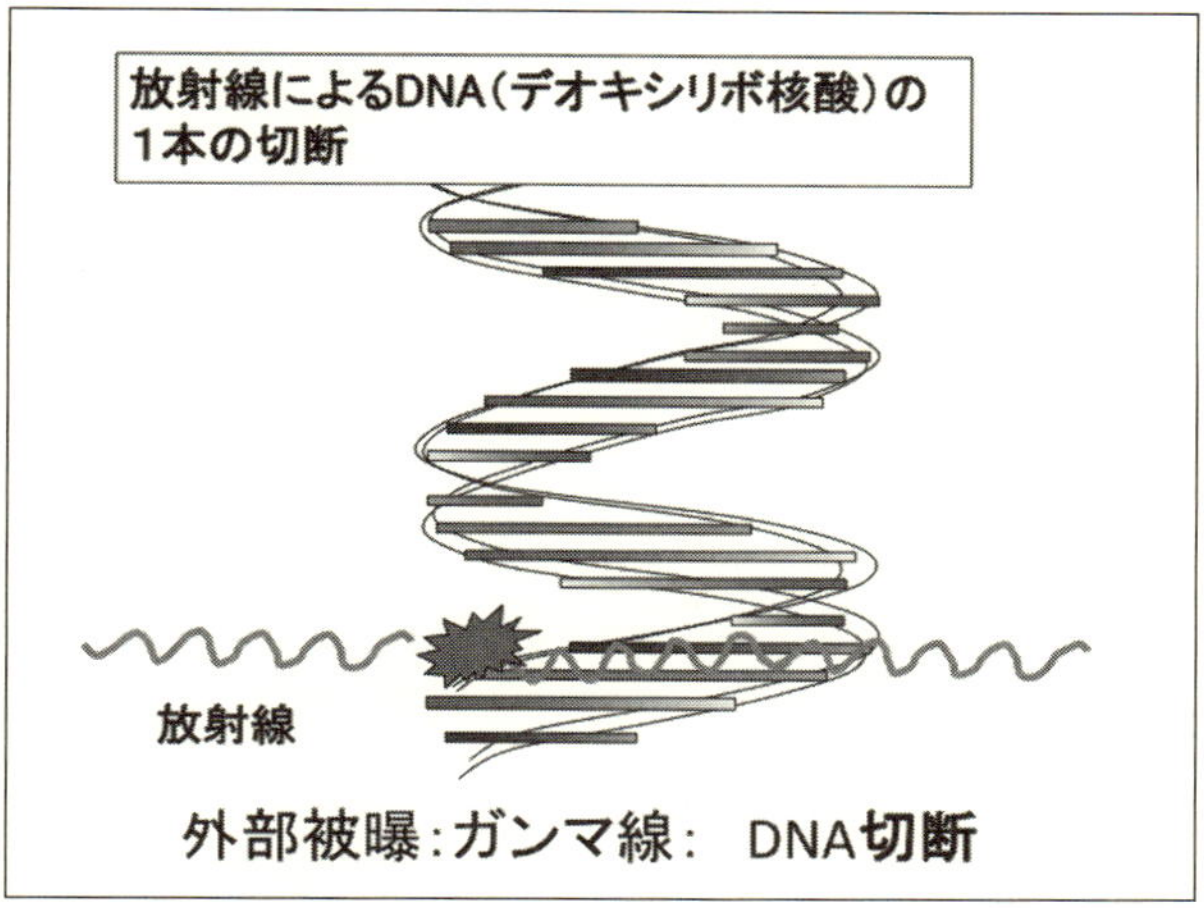

れてしまう。これが一番基礎的なもので、ほぼ一〇〇％すべての放射線がこういう作用をします。放射線というのはいつでも分子を切断するというのが実態です。

図３は遺伝子が一本切られてしまっている状態です。遺伝子は螺旋状に長くありまして、まったく同じ分子が二つ対になっています。二つ同じ分子があることによって、細胞分裂をした時に同じ遺伝子をコピーしていくことができるわけです。一本だけ切断されるのは外部被曝に多いタイプです。二本の遺伝子が二つとも切られてしまうと、生命に対してかなり深刻な影響が出てきます（図４）。

放射線がやってきますと、ところどころ分子が切られる場合には、外部被曝であるガンマ線に特徴的なものですが、周りが正常なので正常細胞に戻る可能性が非常に高いのです。ところが内部被曝の場合には、分子が切断される密度が非常に高いのです（図５）。

アルファ線の場合ですと、ものすごく高いエネルギーを持っているのですが、非常に物体との結合作用が強く、行き会う物体全部を切断してしまいます。そうすると、こういう

図4

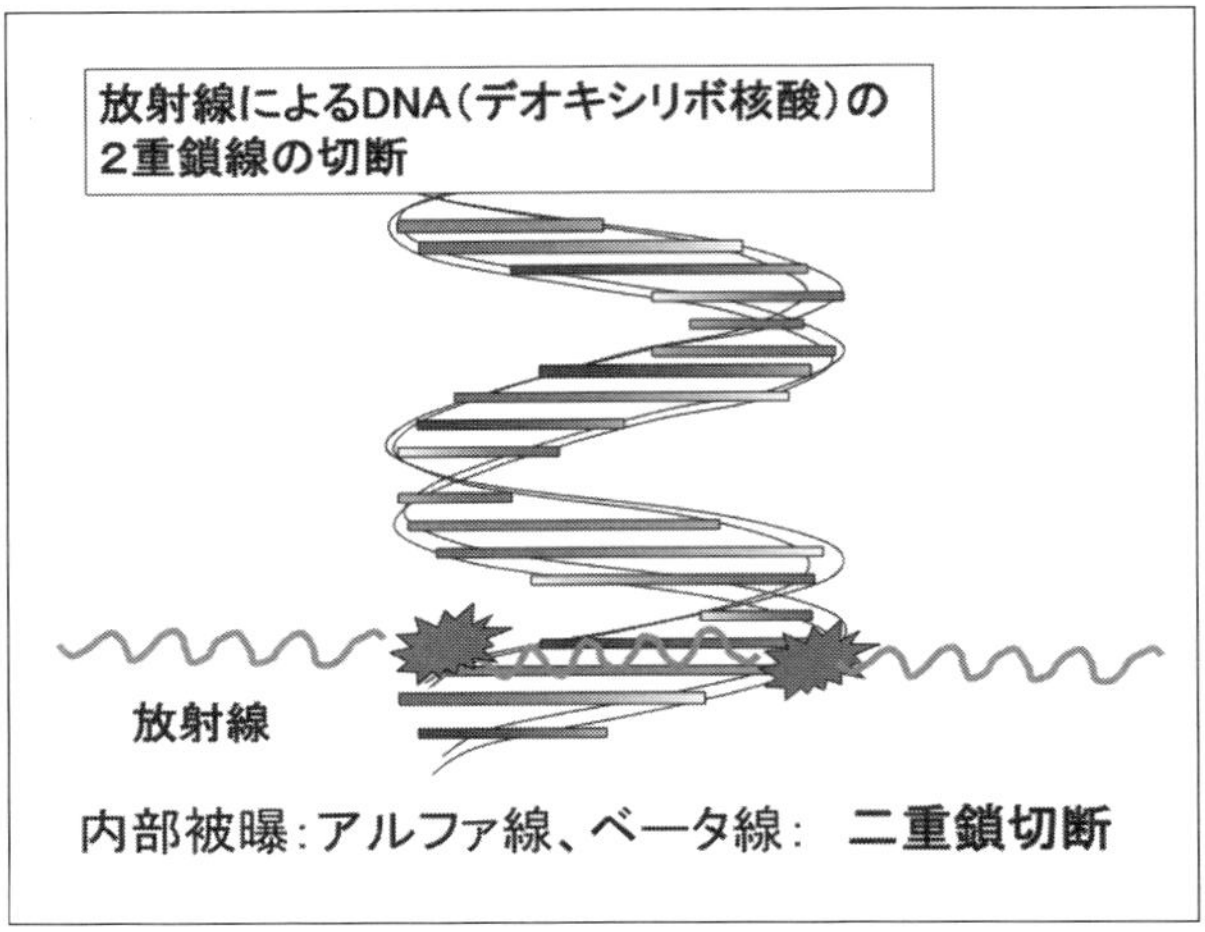
放射線によるDNA（デオキシリボ核酸）の
2重鎖線の切断
放射線
内部被曝：アルファ線、ベータ線：　二重鎖切断

図5

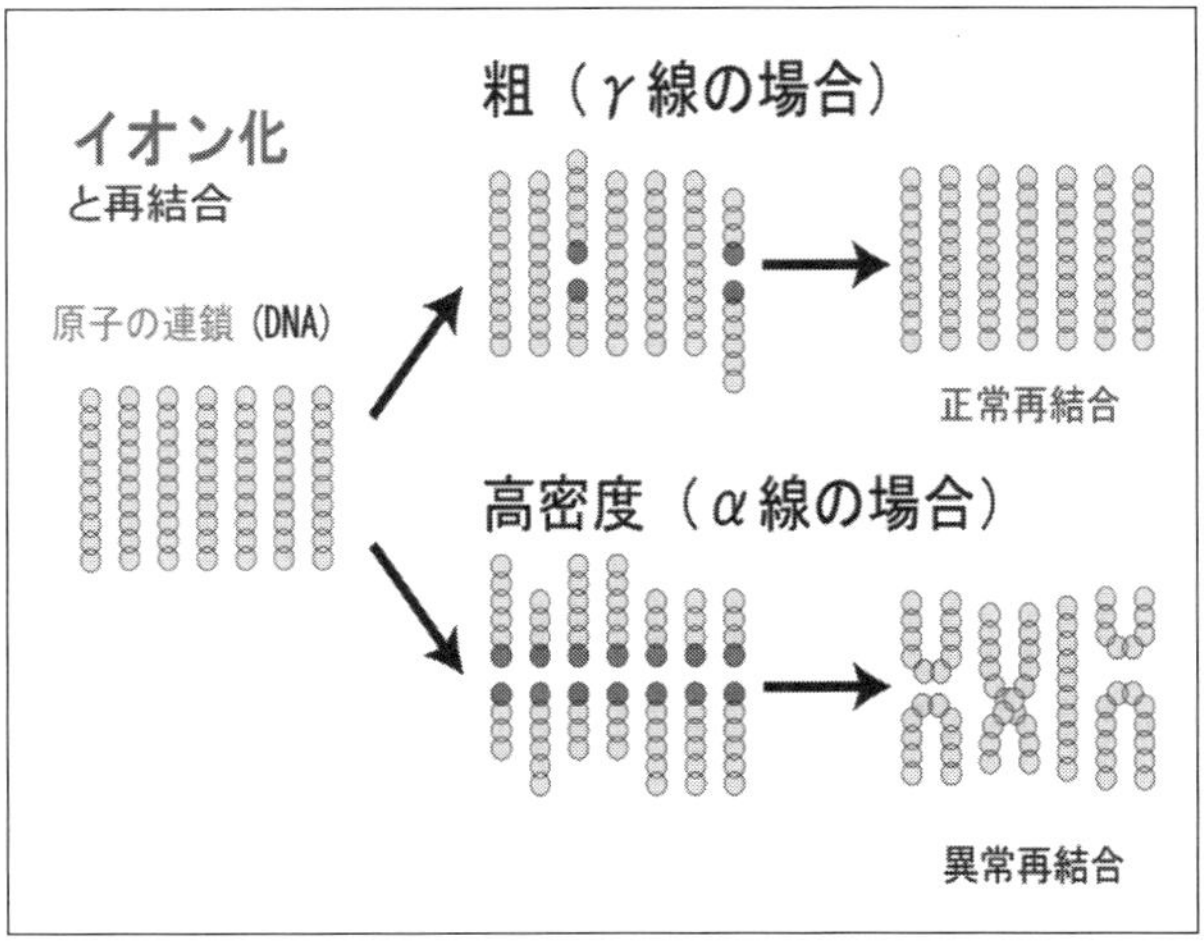
イオン化
と再結合
原子の連鎖（DNA）
粗（γ線の場合）
正常再結合
高密度（α線の場合）
異常再結合

図６

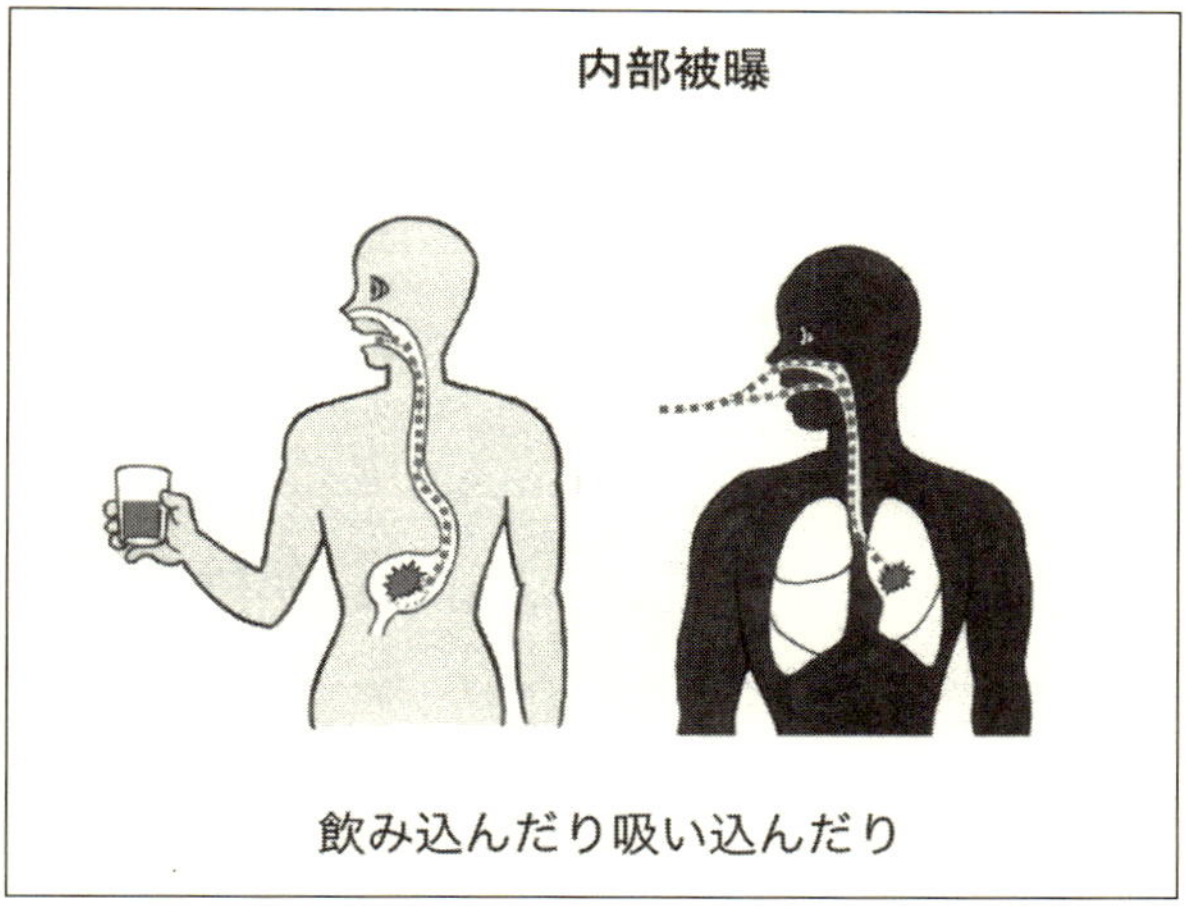

場合元通りに戻そうとする力がかえって仇になり、異常再結合してしまいます。元通りにできない場合がたくさん出てしまいます。異常に再結合したものが生き延びた場合には、その人の身体の中では一〇年後、二〇年後、三〇年後に長い時間をかけて癌になるということです。

内部被曝は今回福島で非常によく見られました。吸い込んだり飲み込んだり、一個の点が放射性のホコリなんですけれど、一マイクロミリ（一〇〇〇分の一ミリ）で目には見えませんが、こういうモノが空気中にいっぱいあるものですから、吸い込んだり食べたり飲んだりしてしまいます（図６）。目には見えませんけれど、一〇〇〇分の一ミリ直径の固まりですと、一兆個の原子があります。吸い込んで肺に入ったり胃に入ったりして、身体の中を溜まったり移動していく最中、ずっと放射線が出てくるというわけです。

このように、身体の中に入った放射性のホコリなどにより、身体の中から出てくる放射線に被曝するのを内部被曝と言います。それに対し外部被曝は、放射性物質が身体の外にあって外から人が被曝します。

外部被曝では、ガンマ線だけにあたると考えていいです。というのは、アルファ線もベータ線も飛ぶ距離が非常に短いんですね。短いということはたくさん相互作用するもんだから、自分のエネルギーを早く失ってしまいます。アルファ線は四センチ、ベータ線は一メートルしか飛びません。ところがガンマ線はずっと遠くまで飛ぶんですね。物体、分子と衝突してもところどころの分子を切断するだけで、身体に衝突してもエネルギーを使い切れずに外に飛び出してしまいます。そのようなガンマ線は一番恐ろしいように感じるんですが、三つある放射線のタイプの中では優しい放射線です。外部被曝の場合にはガンマ線はいろいろな方向に出ますけれど、自分の身体の方向に飛んで来た放射線だけが身体に影響を与えます。

ところが身体の中に入ってしまうとまるっきり事情が違って、アルファ線もベータ線も全部身体の中の分子を切断してしまいます。どんな方向に出ても分子切断をしてしまいますので、内部被曝の方が被害がものすごく大きいのです。

内部被曝を無視するICRP基準

今、日本が使っているのはＩＣＲＰ（国際放射線防護委員会）基準ですが、ここが内部被曝を消し去ってしまいました。そういう基準を政府あるいは政府の周りの学者たちが使っている背景です。

いっぽう、ＥＣＲＲというのがありますが、これはヨーロッパ放射線リスク委員会と言いまして、ここは内部被曝をきちっと研究している集団です。表7は一九四五年から一九八九年までの間に、放射線でどれほどの人が命を失ったかという数をまとめたものですが、それぞれの基準で試算したもの

表７

放射線降下物による内部被曝を考慮した死者数
1945年ー1989年

影響	ICRP 線量 mSv	ICRP 死者数	ECRR 線量 mSv	ECRR 死者数
ガン死	4.464	1,173,000	104	61,619,512
小児死亡	1	0	24	1,600,000
生活の質喪失	4.464	0	104	10%
初期胎児死亡 ＋　死産	1	0	24	1,880,000
			総計	65,099,512

内部被曝起因発がん、異常出産、免疫力低下　等による死者数

です。癌というところでＩＣＲＰの死者数が一一七万人とあります。一一七万というのは許し難く人の命を奪っているわけなんですが、ヨーロッパ放射線リスク委員会では六一六一万人の命が失われたとしています。

それから小児の死亡ということで言えば、ＩＣＲＰでは一人も亡くなっていない。内部被曝を認めていないからですね。今の福島の基準も同じように基準値以下であって、食べても大丈夫だという説明を盛んにしています。とんでもないことです。小児の死亡は、子どもたちが原子炉の近くに行くはずがないとして死亡者が出ないと言っています。

ところがＥＣＲＲでは一六〇万人の子どもが亡くなっている。放射性のホコリが牧場の草の上に来る。それを牛が食べる。牛が食べたら放射性物質がミルクに入り込んでそれが子どもに入るというメカニズム、つまり内部被曝です。

もう一つ、初期胎児の死亡プラス死産、これはちょっと違いまして、お母さんが内部被曝をした放射性のホコリが赤ちゃんに届いてしまう。赤ちゃんはお腹の中で細胞分裂していきます。その赤ちゃんを放射線でやっつけてしまうというこ

とです。子どもの年齢とともに感受性は変化しますが、年齢が低いほど激しいというのも、この死亡統計の数字で出ています。この原因は、九〇％の原爆と後の一〇％は大気圏核実験と原子力発電で垂れ流されたことによって被害を受けた人の数です。

ＩＣＲＰはどうやって内部被曝を消し去ったかというと、被爆者の方を犠牲にしてそうしたのです。原理はいたって簡単で、一九四五年九月に枕崎台風という激烈な台風がやって来た時、長崎は一三〇〇人の犠牲者、広島では雨量は一〇〇ミリだったけれども、デルタ地帯で堤防が決壊して床上一メートルの濁流が被爆地帯一帯を洗い流しました。市民の常識で、放射能を帯びているのはホコリだから、台風のあとに残っていてもほんのわずかだということが誰でもわかるんですけれど、アメリカの学者は、残っていた土を使って放射性のホコリを調べて、「これだけしかありませんでしたよ」と言いました。

アメリカが作った放射能の世界観

なぜこういうことをしたかというと、「核兵器は通常兵器と同じで、破壊力は大きいが放射能で人を苦しめることはありません」、こういう認識を作りたかったんです。ですから、チェルノブイリでも被害をどうやって隠そうかとこの人たちは画策しました。いっぱい人が行くのですが、ＩＣＲＰの基準に照らして言えば、癌の患者がたくさん出ていても、この人たちは「放射線の影響はありません」と言い続けていました。

被爆者自体から内部被曝を消し去ったという手段は、初期放射線という核分裂がドカッと起こった

図8

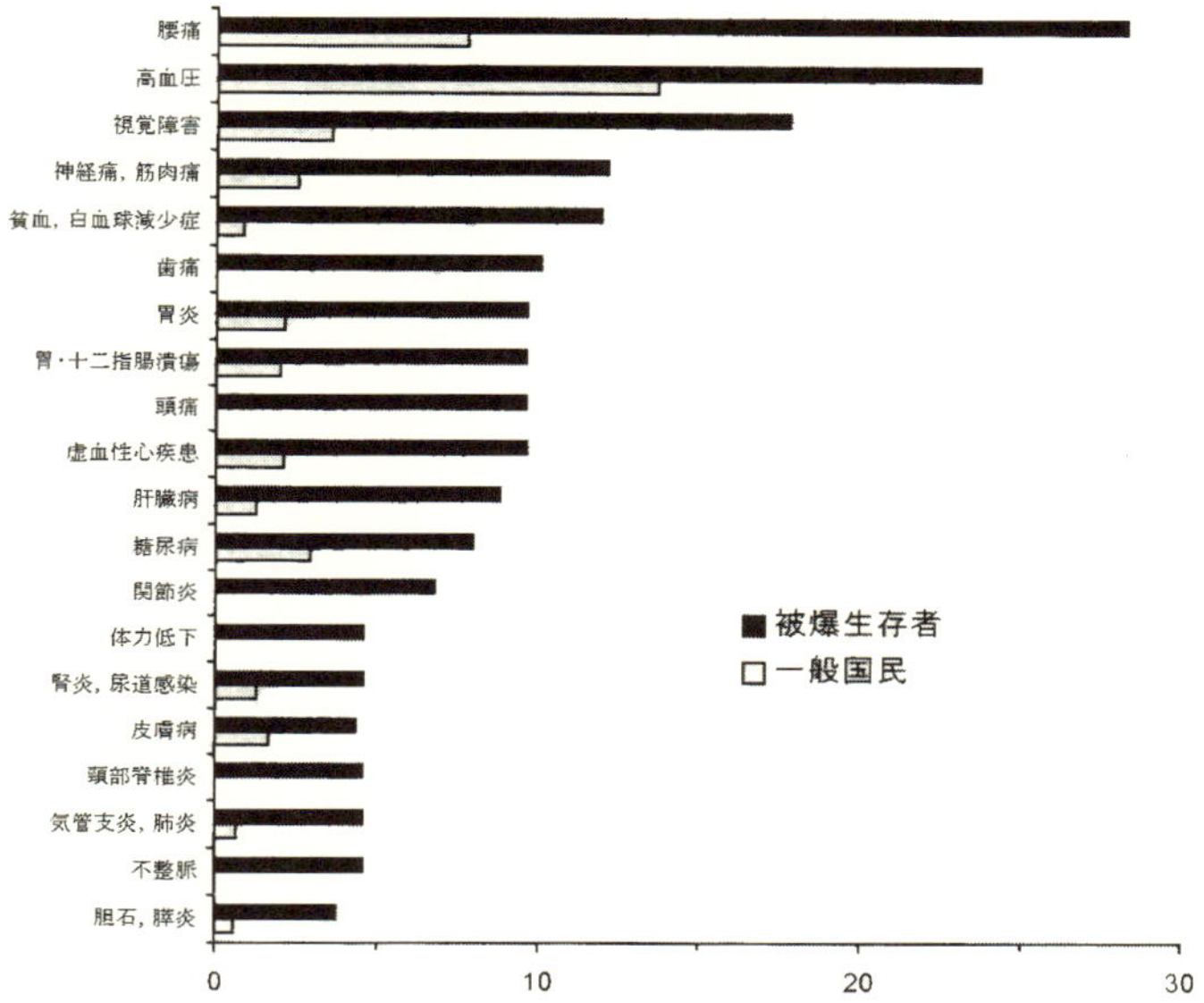

図1　日本の原爆被爆生存者と一般国民の罹病率と比較（%）[33]
（1985－1990年、1232人の被爆生存者調査）

所からやってくる放射線だけが身体を打った、そういう放射線であるとし、それ以外――放射性のホコリをないことにしてしまったものですから、ホコリを吸い込んで内部被曝をした人はいないという構図を作りました。二キロまでは被爆者つまり放射線に打たれたけれども、それ以外は打たれていないという世界を作り、被爆者の処理をしてしまったんです。

　ところが、全国平均と被爆をしていないという方の数字と比べると、全国平均よりはるかに高い死亡率や罹病率が出ているわけです（図8）。こういう事実の確認をドイツの女性科学者が行いましたが、日本の科学者は一切目を付けていない。台風の前に調べたものも、日本では二〇〇四年まで指摘されずにきたわけです。

　そういうＩＣＲＰの診断が政府を支配し

ていて、基本的にはアメリカが作った放射能に関する世界観、誤った放射線被曝像が世界を支配しているという現状です。

具体性をもたないものは科学ではない

ＩＣＲＰの基準で大きな特徴は、原子力推進を目的として作られたということが、一九九〇年にはっきり書かれています。経済的・社会的要因を考慮して、合理的に達成できる場合に限り、放射線防護を行うと。言い換えれば、原子力発電をすると電力が得られてメリットがある。あまり規制を強くすると、原子力発電がやっていけなくなる。人の命に関することはある程度犠牲にしてやっていきましょうと。線を設定した中で犠牲者が出ても、それは自己責任で我慢してくれという中身です。功利主義で我慢することを強要する体系であるのです。この体系は、利益の方が犠牲よりも多いということを前提にしています。ところが、事故の時にさらに限度値を跳ね上げているんですね。これはやってはならないことをやっているのです。

原子力発電の都合か国民の命かを天秤にかけて、もし国民の命を大事にするならば、いかに被曝しないように新鮮な食べ物とかマスクをみんなに配るとか、避難をしてもらうとかするはずです。それを一切せずに被曝限度値だけ上げていく。原子力発電だけあるいは国家の都合だけ優先して、決定していくというのが今の姿です。

もう一つＩＣＲＰで大きな点は、被曝をどういうふうに評価するか、一番最初に分子が切られるということをわからないものですから、ＩＣＲＰは臓器全体・身体全体の規模で、中にどんな複雑な密度の高い被曝臓器があるのか、そんなものを一切見ないんですね。そういうふうにして平均化・単純化し、具体的なことを一切捨て去っている。それですから、科学を実際、できなくなっているのです。

科学というのは、実際に何が起こっているかを具体的に掴んで、どんなふうに関連を持っているか、発展をしていくか、これを見ないと科学でないんですけれど、具体性を見せないという手法をICRPが持っているものですから、科学者が科学をできなくなっているという集団が今育ってしまっています。ですから、安全神話といった、世界に類を見ない日本特有の悪い状況が作られてしまっているということが、バックグラウンドにあります。

時間が来ましたので、おおもとのところだけをお話ししました。ご静聴ありがとうございました。

＊

三角　続きまして、山口和也さんにお願いしたいと思います。山口さんには「フクシマとミナマタをつなぐもの」ということで報告をお願いします。山口さんは二〇一一年四月三〇日の熊本日日新聞の社説で、「水俣病の事件の教訓を福島に生かせ」という記事を書いています。その中で「水俣病では国や原因企業が被害を狭く小さく捉えようとしたことが問題を深刻化させた」という指摘をしておられます。たとえば症状の組み合わせがないと水俣病と認めないとして患者の多数を切り捨ててきた。福島原発問題でも今後補償問題が問題になり得ると思いますが、被害を矮小化するようなことがないように我々もしっかりと見ていく必要があると思います。
山口さんは六月中旬に福島県を訪れて現地を取材してこられました。そのときの現地の状況も踏まえながら、水俣の教訓をもとに報告をお願いしたいと思います。

2　フクシマとミナマタをつなぐもの

熊本日日新聞論説委員・編集委員　**山口和也**

熊本日日新聞の山口和也と申します。原発被害と水俣病ということでは表れ方が異なる側面も少なくないのですけれども、共通することもあると思います。共通する教訓については、水俣で学んだことを福島の皆さんに伝えたいということで社説等でも訴えているところです。

私は水俣病を取材してきたことを踏まえて、「フクシマとミナマタをつなぐもの」について、「情報」「被害」「地域」という三つのキーワードでお話ししたいと思います。

情報隠し、発表遅れが招くもの

まず、「情報」についてです。

今、福島から急速に子どもがいなくなっているんです。五月一日現在、小中学生合わせて約七八〇〇人が県外に疎開しています。もう七月ですから、かなり増えていると思います。就学前の乳幼児の数字がありませんので、それを加えると優に一万人以上の子どもたちが県外に疎開していると思います。

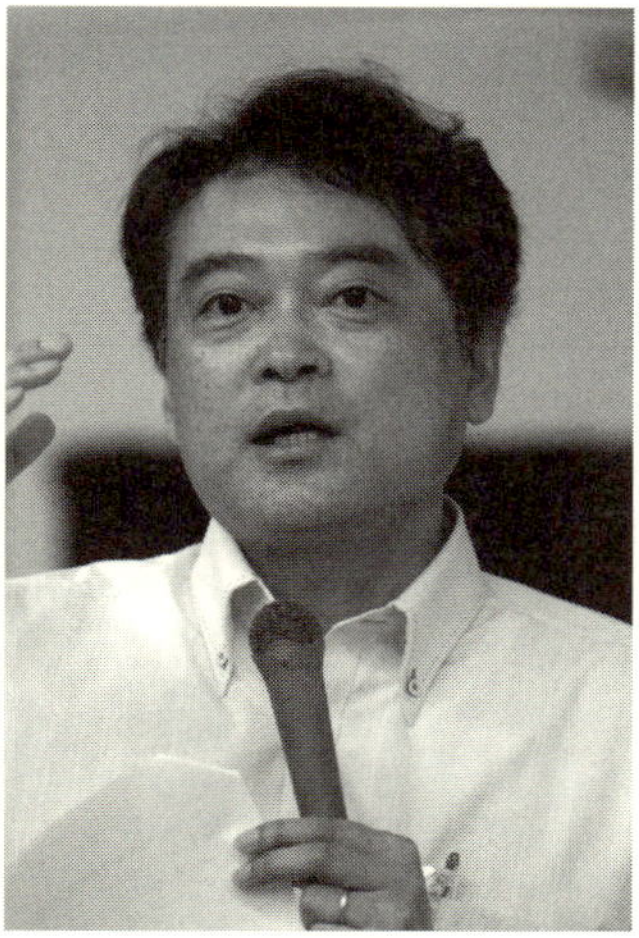
山口和也

福島では疎開という戦時用語が日常用語として復活しています。政府は「国の基準内なら大丈夫」と繰り返していますが、私がお会いしたほとんどの福島県民は国や東電の発表を信じていません。それは事故直後から政府と東電の情報隠しや発表遅れがあったからです。早々にメルトダウンが起きていたのに、それを発表したのは二カ月後でした。SPEEDIによる放射線拡散予測も発表が遅れ、福島には「自分たちは線量の高い方に向かって避難していた」と憤る住民も少なくありません。

事故直後、放射線量は二分ごとに計測されていましたが、発表されたのは一〇分ごとのデータだけでした。子どもの基準にいたっては年間二〇ミリシーベルトから一ミリシーベルトを目指すという方針へとぶれにぶれました。

政府や東電は細かいデータを出すと国民がパニックを起こすと考えているようですが、情報を隠し発表を遅らせる体質そのものがパニックにつながるわけです。「国を信じろ」と言っても信じられない事態を国自身がつくったというわけです。

ところが、いわき市の小学校のPTAの会合で、保護者から国の対応を心配する声が出たところ、学年主任の教諭が「国の言うことを信じないなら、日本国民を辞めてもらうしかない」などと発言をしています。どこかの国で「将軍様の言うことを聞けないのか」という雰囲気があるようですけれども、同じようなことが言われているんです。六月末に私がこの学年主任の発言を記事にしましたら、福島県内の保護者からも

「驚きました」と熊日に電話がかかってきました。今、ツイッターなどで「戦時中のような発言じゃないか」と書き込みが相次いでいます。

情報に関しては、水俣病の初期にも「ネコ４００号」の実験結果の公表が一〇年遅れたり、毛髪水銀調査の結果が生かされなかったりしました。チッソだけ、あるいは国と県だけが情報を握り、市民、国民が情報共有できなかった歴史があります。原因物質をめぐっても、有機水銀説を否定するアミン説や爆薬説まで飛び交いました。有機水銀が原因と分かってからも、一部の専門家が「有害物質は海に捨てると薄まる」という論調を流しました。今、福島でも「放射性物質は海に捨てれば希釈され、大丈夫だ」という水俣病のときと同じように誤った論調が台頭しています。

そうした情報の隠蔽《いんぺい》や攪乱《かくらん》が実際の被害と風評による被害の双方を拡大させるということは、ミナマタもフクシマも共通していると思います。われわれメディアもまた、水俣病報道の教訓を踏まえるべきだと自戒を込めて思います。

被害をありのままに認める

次に「被害」についてです。

水俣病が教えてくれているのは、「被害をありのままに認める」ことの大切さです。

水俣病では国、熊本県と原因企業チッソは、被害を狭く小さく押し込めようとしてきました。当初、劇症型だけを水俣病としたり、一つの症状だけでは水俣病ではないと言ったり、地域で線引きしたり、生まれた年を区切ったりしてきました。それが被害の実相と隔たっていたため、後から後から紛争が起こり、公式確認から五五年目の今も紛争は終結したわけではありません。

被害の裾野が広い福島の原発事故では、政府と東電が対応を間違えると、優に「一〇〇年紛争」になる可能性が高いと思います。

被害がどのくらい広いかということに触れたいと思いますが、福島原発では「健康にかかわる被害」と「健康以外の被害」があります。放射線の特徴とその健康への影響に関する話は本日、多くの専門家の先生が言及されますので、私は健康面以外の被害についてお話ししたいと思います。

健康以外での今発生している被害の一つは、産業被害です。原発事故によって福島の産業は一次産業から三次産業まで幅広く損害をこうむっています。

私は六月一六日、福島県庁が招集して福島市で開かれた「原子力損害に関する関係団体連絡会議」を取材しました。そこには関係市町村とともに、損害が発生している業界団体の代表らも出席していました。

被害の裾野の広さを感じていただくために、その業界団体を読み上げます。福島県農協中央会、以下、福島県を省きますけど、森林組合連合会、漁業協同組合連合会、畜産振興協会、たばこ耕作組合、商工会議所連合会、商工会連合会、中小企業団体中央会、旅館ホテル同業組合、医師会、病院協会、社会福祉協議会、老人保健施設協会、生活衛生同業組合連合会、建設産業団体連合会、連合労働組合、バス協会、トラック協会、タクシー協会、私学団体総連合会といった団体です。つまり、オール福島ともいうべき主要な業界が損害を受けたわけです。

さらに輸出が滞ったり、外国人観光客が激減したり、その影響を受けた関係業種も賠償の対象になりそうです。この部分では水俣病と異なる側面がありますが、共通しているのは被害をそのまま認めないと紛争が長引くということだと思います。

それだけではありません。一口に産業被害といっても、その内実は複雑です。例えば、水産業の被害を認めるとして漁師さんの被害は認めても、魚の仲買人や魚を入れるトロ箱業者や氷を持ち込む製氷業者も打撃を受けているわけですが、今のところ賠償対象に入っていません。水産業でも川の魚を獲る内水面漁協もありますが、ここは漏れています。水産業一つをとって見ても、損害の対象から切り捨てられるのではないかと不安を抱く関係者もおられるわけです。

産業被害の次に、財産の被害も発生しています。立ち入り禁止の「警戒区域」や、役場ごと福島市に引っ越した飯舘村のような「計画的避難区域」です。ここでは土地や家屋、工場やビニールハウスなどを置いたまま県内外に避難しています。しかも、戻れるめどは立っていません。財産の喪失という損害が発生しつつあるということです。

さらに、失う可能性が高いのがふるさとであり、昔ながらのコミュニティです。特にお年寄りにとってふるさとというかけがえのないものが失われる可能性が大きいということですね。

それにとどまらず、家族の分断も相次いでいます。例えば、飯舘村では三世代で暮らしていた家から、続々と若夫婦だけ県外に引っ越してしまったという話を聞きました。若夫婦の世帯でも母親が子どもを連れて県外の実家に疎開し、父親だけが仕事の関係で福島に残るというケースも少なくありません。家族分断が起きているわけです。避難や疎開に伴う精神的苦痛を含めて、被害をどこまで認めるかがこれから大きな焦点になってくると思います。

賠償額を最小限にとどめようとして被害を狭く小さくとらえてしまうと、世紀をまたぎ二一世紀まで続く長期の紛争になりかねません。そのことは半世紀も続いた水俣病の歴史が物語っているところです。

被害に関連し、もう一つ指摘しておきます。

福島を取材した私の印象として、福島県内外でこれからさまざまな被害者団体が結成されると思います。地域ごとの被害者団体もできるでしょうし、産業ごと、あるいは農業の中でも畜産、酪農、コメ、野菜といった作物ごとの被害者団体もできるでしょう。あちこちで裁判も始まり、弁護団も形成されると思います。それは必然の流れで、大きなうねりとなる可能性があります。

ただ、そこで注意しなければならないのは、数多くの被害者団体ができる結果、国や東電に分断に使われる恐れが考えられることです。水俣病の歴史の中でも数多くの団体とその支援団体や弁護団が結成されましたが、それらが分断に利用された側面があったことも否定できません。

被害の裾野がはるかに大きい福島の場合、被害者がバラバラにされては東電の切り崩しに遭う恐れがあります。個々の被害者や団体の独自性は生かしながらも、オール被害者が横につながる連帯が重要になると思います。

差別のある所に公害は起きる

三つ目は「地域」の問題です。

原田正純先生がよく、「水俣病が起きたから差別が生まれたのではない。差別がある所に水俣病は生まれた」とおっしゃいます。その観点でも水俣と福島は、つながっていると思います。

水俣病の原因企業チッソの創業者、野口遵は、もともと鹿児島県の大口に曽木電気という電力資本を起こし、その電力を使い水俣に化学工場を建てました。チッソは当初は発電を軸に化学工業へと進出した資本だったわけです。そして戦後の高度経済成長の過程で国策として急成長を遂げました。

水俣も福島第一原発のある地元も、国策会社による企業城下町が形成されたわけで、それにより、なかなかモノが言いにくい地域が形成されてきたわけですね。福島第一原発は大熊町と双葉町という二つの町にまたがりますが、双葉町の約八〇〇人が避難している猪苗代湖のほとりのホテルに取材に行きました。そこで住民の皆さんの話を聞いたんですけれど、だいたい住民の三分の一は東電かその関連会社に家族か親戚が就職をしているとのことでした。残る人たちも何らかの形で東電の皆さんと仕事上のつながりがある。それで「東電の悪口とか原発への不安は言い出せなかった」と何人もの住民が言っていました。町の有力者の一人は「東電の悪口を言う者がいたら、真っ先に自分が『何言ってるんだ』と怒っていた」と、自戒を込めておっしゃっていました。自由にモノが言いにくい地域が形成されたという点では、一時の水俣と似ているというふうに思います。

そこまで原発に依存した双葉町でしたが、早期財政健全化団体に指定されていました。原発が立地する所は、原発マネーが入るので豊かだという印象があると思いますけれど、双葉町は夕張市の一歩手前ぐらいの財政危機に見舞われていました。なぜかというと電源三法交付金や固定資産税を期待して、大きなハコ物をいっぱい造るわけです。それから一部の町道を四車線化したりしたんです。一部は借金つまり地方債を充てるんです。

ところが、その償還がピークになったころ、原発マネーはしぼんでしまっていました。なぜかというと、電源三法交付金というのは、手を挙げてから稼働するまでは手厚く入って、いったん稼働してしまえばどんどん減っていくんです。稼働した後に入ってくるのは固定資産税ですけれど、固定資産税は施設が古くなるとそれに連れて落ち込んでいくということで、一五年もすると底をついていくわけです。原発マネーに躍ってたくさんハコ物を造ったけれども、その維持費もかさみ、大きな借金を抱えてしまったわけです。

これを打開する道が一つあるんです。それはもう一つ原発を造ることです。原発を増設すればまた同じ歩みが始まるわけです。手を挙げれば電源三法交付金が入ってきて、稼働し始めれば固定資産税が入ってくる。実際、双葉町は七、八号機の増設へと手を挙げていました。佐藤栄佐久前福島県知事は、「これでは薬物中毒患者が『もっと薬を』と言うのと同じで、全く自立した地域づくりになっていないじゃないか」と嘆いています。

皆さんは、福島第一原発で狭い敷地内にたくさんの原子炉が並んで、モグラ叩きのような対応を毎日迫られている異様な光景を目にしていると思います。増設を誘導する国策があり、それに飛びついた地域があったからこそ、そのような光景が生み出されたということなんです。

水俣も福島も、地域はどうあるべきか、地方における民主主義がどれだけ大事かということを考えさせてくれています。

二〇世紀最大の公害を生んだミナマタと、二一世紀で今のところ最悪となりつつあるフクシマはつながっており、これから大いに連帯する必要があるということを取材を通じて感じました。強調しておきたいのは、水俣病問題は決して終わったわけではなく、現在進行形の問題だということです。ヒロシマ、ナガサキもそうです。今、ヒロシマ、ナガサキ、ミナマタ、フクシマによる新しいネットワーク、人類にとって意義のあるネットワークを形成する時期に来ているのではないでしょうか。このことを申し上げまして、私の報告とします。ありがとうございました。

＊

三角　ありがとうございました。

　続きまして、牟田喜雄先生にお話ししていただきたいと思います。牟田先生は、熊本の原爆症の裁判で証人として出ていただいております。熊本では裁判の中でプロジェクト04という原爆症の疫学調査を行い、その調査結果を裁判所に提出しましたが、その調査の内容も含めまして、ご報告をしていただきたいと思います。

3　プロジェクト04で明らかになったこと

平和クリニック院長　牟田喜雄

牟田と申します。よろしくお願いいします。熊本で被爆者の調査に取り組みまして、これでわかったことが福島でも生かせるのではないかということで話をさせていただきます。

なぜプロジェクト04に取り組んだか

なぜ被爆者健康調査プロジェクト04に取り組んだかということですけれど、原爆症の認定基準が改定されまして、以前の（旧）認定基準には大きな問題点があると考えられたからです。一つは今福島原発事故で問題となっているのと同じ放射性降下物による被曝を過小評価していることです。もう一つは、遠距離で被曝した低線量被曝者を対照として用いているということです。

放射性降下物による被曝の過小評価に関しては、矢ヶ崎先生が『隠された被曝』（新日本出版社）で指摘されているとおり、一九四五年九月に襲来した枕崎台風によって放射性降下物が洗い流された後の測定値を採用し、洗い流されていないと仮定して、原爆投下直後の放射性降下物による線量を推定したということです。もう一つは放射性降下物による内部被曝で問題になるアルファ線、ベータ線の線量が測定されていないということです。その結果、放射性降下物による被曝線量を認めているのは、ごく限られた地域になってしまっています。

もう一つは遠距離、低線量被曝者を対照として使っているということです。原爆症（旧）認定基準の基礎となった児玉論文は、次の二つの論文に基づいています。

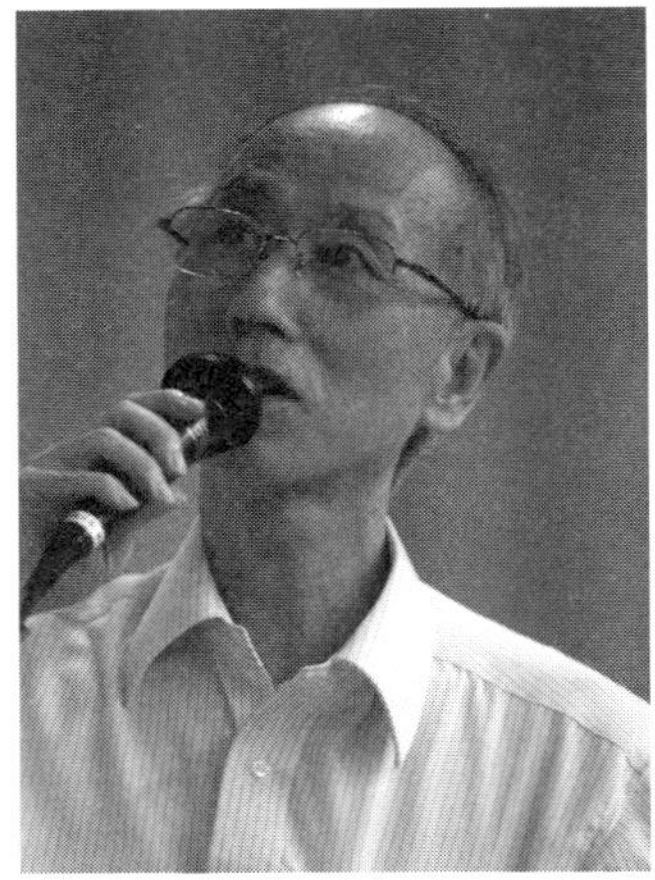

牟田喜雄

「死亡率調査第12報第1部癌：1950－1990年」では二・五〜一〇キロメートルでの被曝群が、「Thompsonらの癌の発生率の報告「原爆被爆者における癌発生率、第2部：充実性腫瘍、1958－1987年」では〇・〇一シーベルト未満被曝群が対照（コントロール）となっています。〇・〇一シーベルトと言いますと、一〇ミリシーベルトとなりますから、今福島で被曝されている方を被曝していない対照にしてしまっているということです。

対照群とされた人々は、放射性降下物による被曝や入市での残留放射線による被曝の影響をかなり受けていたと推察されます。低線量被曝者との比較ということで、被曝者同士の比較になってしまっています。その結果、被曝の影響を過小評価しています。特に低線領域で言えることだと思います。

調査の概要

そこで私たちは全く被爆していない非被爆者を対照群として比較をしようということにしました。

それと急性症状がどうなのかということに注目して調べようということにしました。聞き取り項目は被爆の状況であるとか、急性症状を示唆する症状、被爆してから現在までに医療機関で治療を要した疾患の有無とその状況、そういったことを聞き取りました。被爆していない非被爆者については、被爆者と同じ時期の医療機関で治療を要した状況を聞き取りました。あらかじめ、レクチャーを受けた一般調査員が聞き取りまして、その後医師がチェックの聞き取りをしました。

爆心地よりおよそ二キロメートル以内への一四日以内の入市を入市被曝としました。

がんなど各疾患の発症者数の比較ですが、被爆者と非被爆者で性・年齢をマッチさせて一：一のペアを二七八組作り、比較しました。被爆者と非被爆者で発症数に有意の差があるかの検定は、対応があるデータの度数の差の検定に用いられるマクネマー検定および直接計算で行いました。

二キロメートル以遠、遠距離での被爆が一八六名、うち七五％が一三九名ですが、入市もしていました。二キロメートル未満での近距離被爆は四九名。入市被爆のみで直接被爆されていないという方は三四名でした。二キロメートル以上の遠距離被爆または入市被爆のみ群を1群、入市被爆のみ群を2群としました。

調査結果の概要と考察

初期放射線被曝の影響では説明ができない遠距離・入市被爆者での急性症状を示唆する症状が多数認められました。

1群では、昭和二〇年末、被爆を受けた年の年末までに急性症状を示唆する何らかの症状が、六五％

表１

	2km以遠被爆or入市被爆のみ急性症状					
	昭和20年末までに急性症状を示唆する症状あり	ひどいだるさ	下痢	食欲が出なかった	吐き気	発熱
男性136名	77	33	35	24	20	23
女性84名	66	30	25	29	22	18
男女計220名	143	63	60	53	42	41
男女計発症率	0.65	0.2864	0.2727	0.2409	0.1909	0.1864
	頭痛	めまい	歯ぐきの出血	脱毛	口・のどの腫れ、痛み	皮膚の斑点（紫斑など）
男性136名	18	15	13	12	11	4
女性84名	17	18	16	16	11	12
男女計220名	35	33	29	28	22	16
男女計発症率	0.1591	0.15	0.1318	0.1273	0.1	0.0727
	下血（血尿・血便など）	鼻血	月経異常	歯がぬけた	血を吐く	
男性136名	7	4	0	1	1	
女性84名	6	7	9	5	0	
男女計220名	13	11	9	6	1	
男女計発症率	0.0591	0.05	0.1071（9/84	0.0273	0.0045	

表２

	入市被爆のみ（直接被爆なし）34名の急性症状					
入市のみ（直接被爆なし）	昭和20年末までに急性症状を示唆する症状有	下痢	ひどいだるさ	食欲が出なかった	吐き気	発熱
34	24	12	12	9	8	7
発症率	0.706	0.353	0.353	0.265	0.235	0.206
入市のみ（直接被爆なし）	頭痛	歯ぐきの出血	口・のどの腫れ、痛み	めまい	脱毛	皮膚の斑点（紫斑など）
34	7	6	5	5	3	3
発症率	0.206	0.176	0.147	0.147	0.088	0.088
入市のみ（直接被爆なし）	下血（血尿・血便など）	鼻血	月経異常	歯が抜けた		
34	2	1	1	1		
発症率	0.059	0.029	0.029	0.029		

の方に認められ、最も特徴的といわれる脱毛は一二・七％の方に認められました。下痢も特徴的な症状と言われますが、二七・三％、脱毛の二倍以上とかなり多く認めています。内部被曝の場合、局所的に集中して被曝するので、疎らな被曝となる外部被曝に比してより低線量で下痢を発症しやすいと指摘する文献もあります。

２群では、七一％の方が何らかの症状を、八・八％の方が脱毛を、三五・三％の方が下痢を認めています。私たちの調査以外にもこれまでいろいろな団体が調査を行っていますが、三四％とか二一％とかの方に脱毛が、入市だけの方や遠距離の方で認められました。長崎医大外科、調来助教授らの報告（一九四五年一〇月から一二月、訪問調査）では、二～四キロメートル生存者二八一八名中七五名、二・七％に脱毛を認めています。二・七％と少ないのは、どの程度の脱毛を脱毛ありとするかの基準にもよると思われます。

研究によりましてばらつきもありますが、いずれの場合にも入市や遠距離でも脱毛が報告されていることは言えると思います。脱毛が外部被曝線量で三シーベルトになると出ると、それ以下ではあまり出ないというように言われています。感受性の個人差も考慮する必要があると思いますが、遠距離とか入市でもかなりの率で訴えられているというのは、初期の放射線被曝では説明できないということになってきますので、残留放射線特に放射性降下物、原爆が爆発して放射性の物質が降ってきたことによる内部被曝の影響が考えられると思われます。

被爆者と非被爆者の疾患別の発症者数についてみてみますと、図3はグラフにしたものですが、※印一つが五％の危険率、※印二つは一％の危険率で差があるということですね。

左のグラフは、二キロメートル以遠での被爆または入市被爆群（1群）において、「悪性腫瘍（癌）」という疾患類型は、白血病、悪性リンパ腫、多発性骨髄腫を除く悪性腫瘍をまとめたものですが、被爆者の方が約二倍ほど発症が多いということがわかったわけです。他にもいろいろな疾患群で被爆者の方が多いということがわかったわけですね。

その他癌以外の一〇の疾患で有意の差が認められました。白血病等（白血球減少症・増多症、骨髄異形成症候群、再生不良性貧血、血小板減少症をまとめたもの）、白内障、脳出血等（脳梗塞、脳出血、クモ膜下出血、硬膜下血腫、脳動脈瘤、脳血管障害をまとめたもの）、心臓血管系疾患（高血圧、

図３

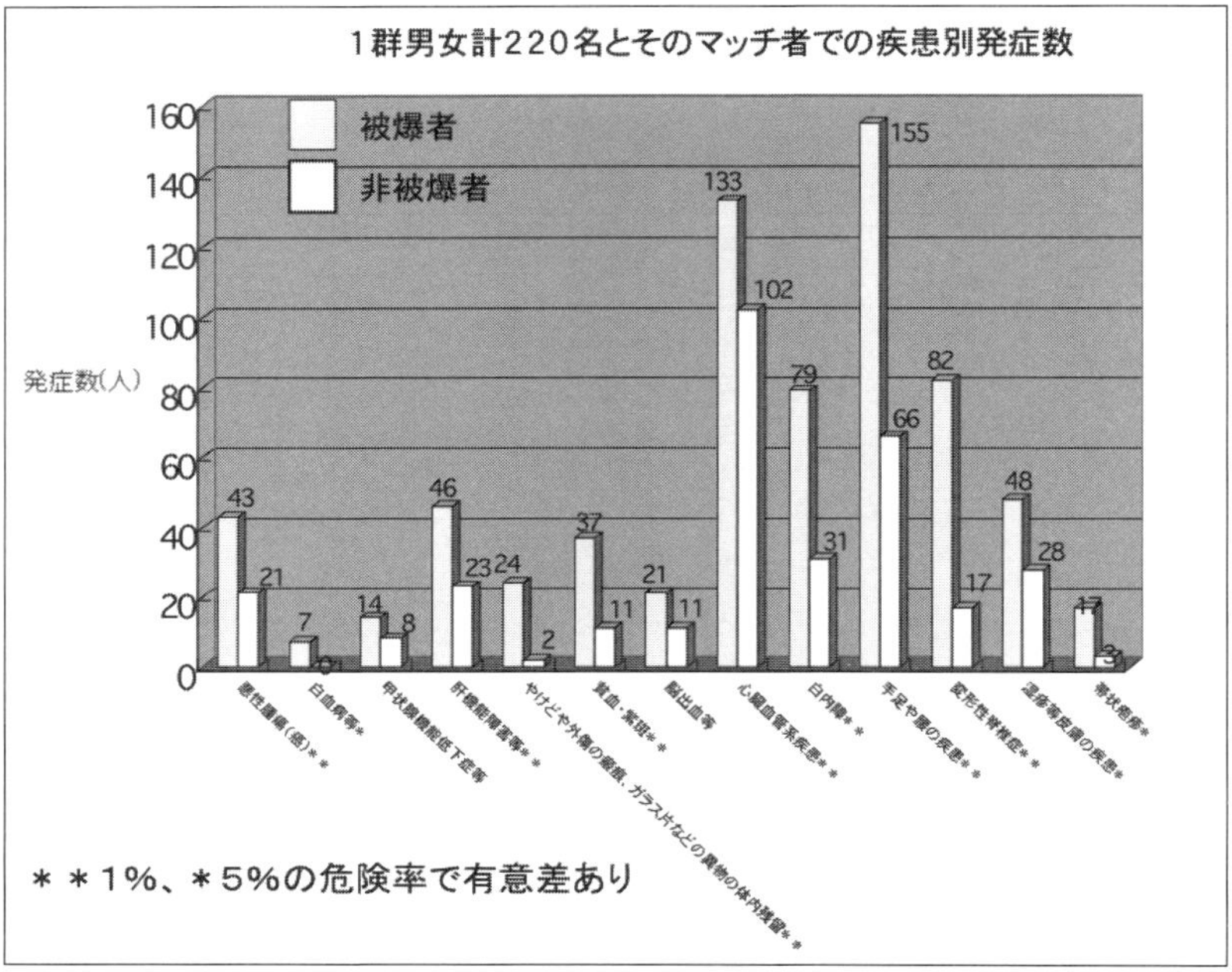

狭心症、心筋梗塞、不整脈、腹部大動脈瘤等をまとめたもの）、手足や腰の疾患（変形性脊椎症、変形性膝関節症、脊柱管狭窄症、腰痛症、坐骨神経痛、腰椎椎間板ヘルニア等をまとめたもの）などです。これも同様です。関節疾患まで含めていろいろな疾患が出ています。有意差が認められなかった疾患でも、被爆者の方が多くなっています。免疫能低下をもとに発症する帯状疱疹にも有意差が認められたことは注目されます。

　悪性腫瘍（癌）について、相対リスクをみてみました。放影研の癌発症率調査（Thompson報告）に比較してみますと、1群では二・〇四七、2群では八・一〇三で、Thompson報告では被曝線量が〇・〇一から〇・九九ぐらいの方で相対リスクが一・一、一シーベルト以上の線量を浴びた方で一・八ということです。私たちの調査ではこれよりも高く出ていますので、初期放射線による外部被曝だけをもって線量評価している原爆被爆者の調査とは矛盾するわけで、どうしてこうなるかと言えば、残留放射線、特に内部被曝の影響ではないかと考えられます。

これまでのことをまとめますと、遠距離や入市被爆でも放射線による急性症状を示唆する症状が認められ、悪性腫瘍をはじめ多くの疾患が有意に増えていることは、初期放射線だけでは説明しがたいということで、残留放射線特に外部被曝だけでなくて内部被曝を考慮していく必要があると言えると思います。福島でもこの残留放射線と同じような放射性物質による外部被曝・内部被曝が問題になっていますので、内部被曝を考慮していく必要があるというふうに言えるのではないかと思います。

原田規章教授（山口大学医学部衛生学教室）と岡崎宏光助教授（熊本大学教育学部）には、統計的処理や有意差検討に際して、適切な助言と協力をいただきました。ありがとうございました。

＊

三角　ありがとうございました。

続きまして、高岡滋先生からはメチル水銀の長期低濃度汚染ということで報告をいただきます。

公式確認後五五年になってもいまだに水俣病は終わりません。なぜ水俣病は終わらないのか。これは不知火海全域の継続的な健康調査がなされなかったこと、また認定審査会では重症者のみを水俣病と認定し、比較的症状の軽い患者は水俣病ではないとして切り捨てる国の政策が今なお改まっていないからだと思います。そのような状況の中、高岡先生ら医師団は二〇〇九年に不知火海周辺の大検診を実施され、その中でいわゆる地域外にも多数水俣病の症状を有する患者がいることを明らかにされました。長期低濃度汚染における症状のとらえ方及び調査のあり方について報告をお願いします。

4　メチル水銀の長期低濃度汚染について

協立クリニック院長　高岡滋

ありがとうございます。早速始めたいと思います。まず、放射能や有機水銀などによる環境汚染が起こった時に、医学専門家や行政がどういったことをなすべきかということを述べたいと思います。最初に一番重要なことは、原因をできる限り排除し、実態を解明していく。そして、実態を住民に迅速に情報提供していく。並行して、病気が発生したならその解明、診断基準の制定等を一つひとつきちんとやっていくのが、本来の医学と行政の役割なのです。しかし、皆さんご存じのように水俣病においてこれが何一つ満足になされなかったのです。このことが、数十年経っても水俣病が解決しないという原因なのです。

そのなかで特に重要なのは、汚染地域全体の調査をしなかったこと、そして政府が意図的に水俣病を隠してきたことが挙げられると思います。調査されず、隠されて終わらせられていたら、これは大変なことだったんですけれど、それを許さなかったのが、患者の訴

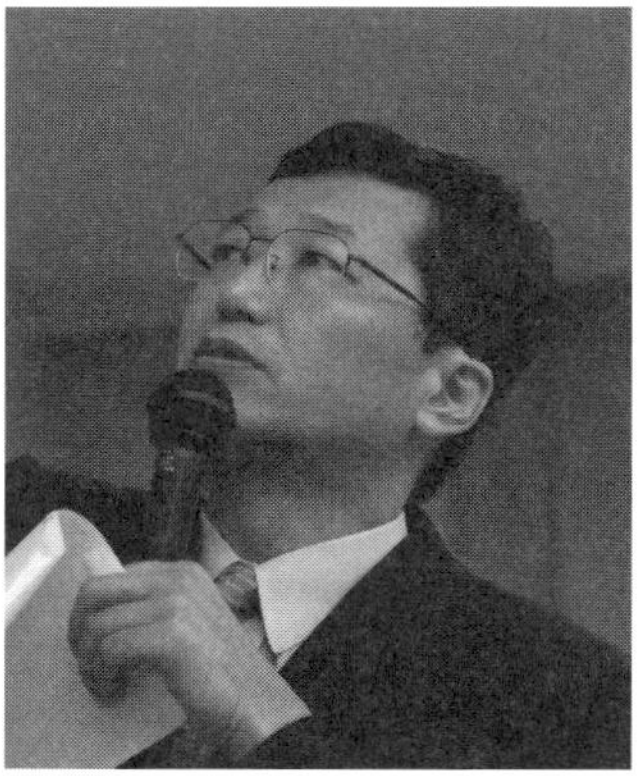

高岡滋

えとそれを受けた私たち医療者集団、そして支援する人たちの存在だったと思います。

水俣病の歴史

ご存じのように、水俣病は長い歴史を持っています。昭和七年から三六年間、水俣病が公式確認されてから一二年間も水銀が海に流し続けられました。

写真1は、水俣病が公式に確認された昭和三一年当時の患者さんの写真で、非常に悲惨な状態であることが分かります。昭和三一年に急に健康被害が始まったのではなく、それまでの二四年間、健康障害が潜在的に進んでいたと考えられます。

水俣病などの毒性物質による病気では、その物質を身体に取り込んだとき、その曝露量によって、あるいは大人か子供か胎児かということなどで症状が異なってきます。

水俣病の重症者の症状をハンター・ラッセル症候群といいますが、これは感覚障害だけでなく、視野狭窄、運動失調などの複数の神経障害の症状をきたします。先ほどの写真の症例はこのハンター・ラッセル症候群のすべてを有していました。このような劇症型の水俣病が見つかり、昭和三四年に水俣病の原因がメチル水銀であることが分かりましたが、その時に水俣病が発生すると認識されていた地域の範囲は、

写真1（熊本医学会雑誌第31巻補冊第1より）

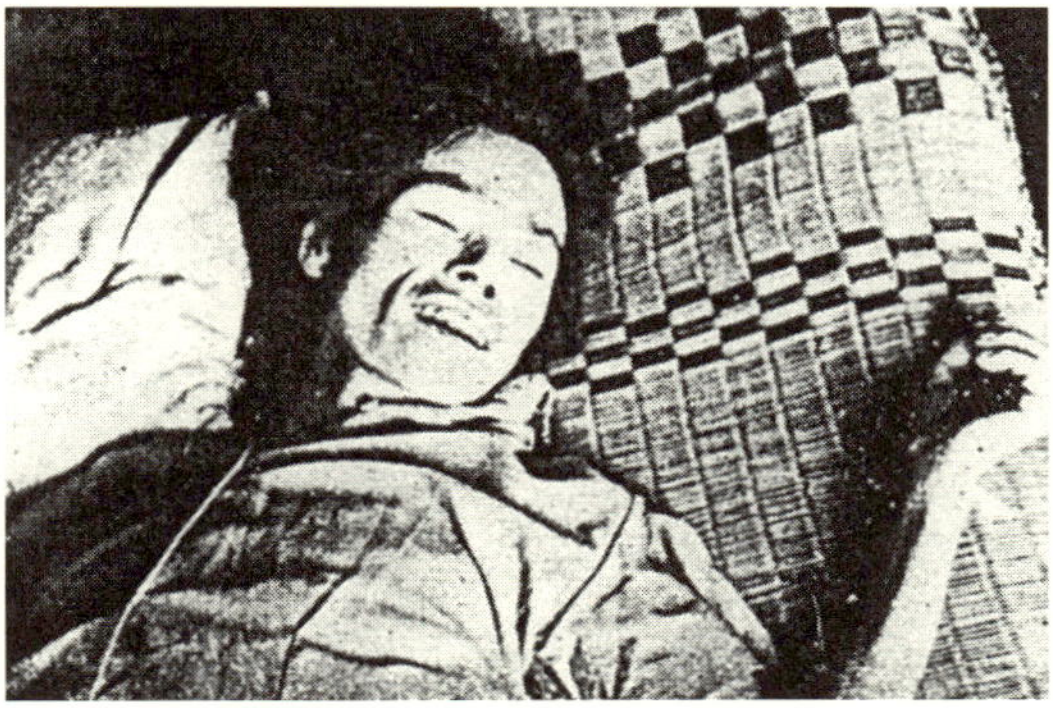

図２

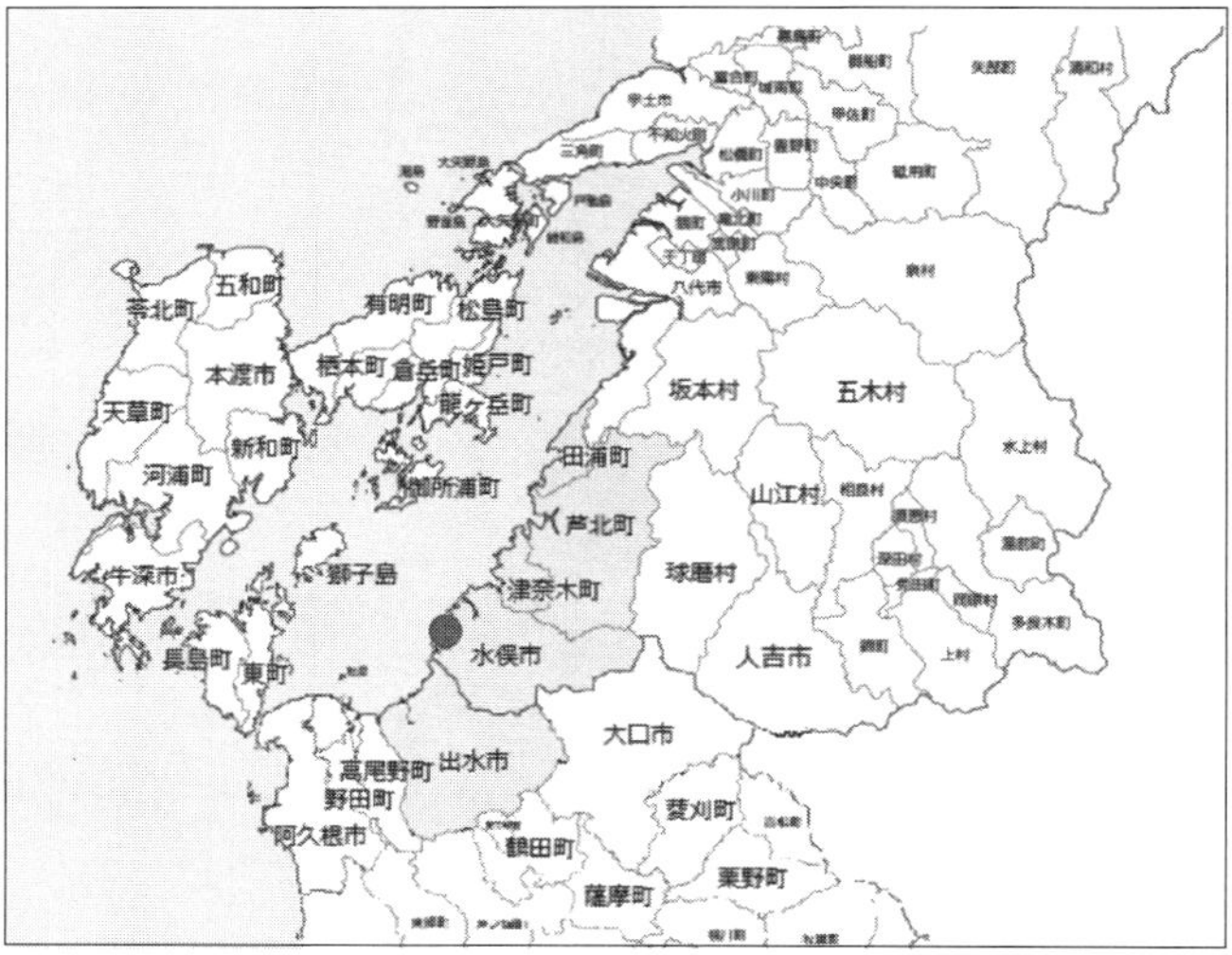
五和町
苓北町
有明町
松島町
本渡市
栖本町
倉岳町
姫戸町
天草町
龍ヶ岳町
新和町
田浦町
河浦町
御所浦町
芦北町
牛深市
獅子島
津奈木町
長島町
東町
水俣市
坂本村
五木村
山江村
球磨村
人吉市
大口市
出水市
高尾野町
野田町
菱刈町
阿久根市
鶴田町
薩摩町
栗野町

図３

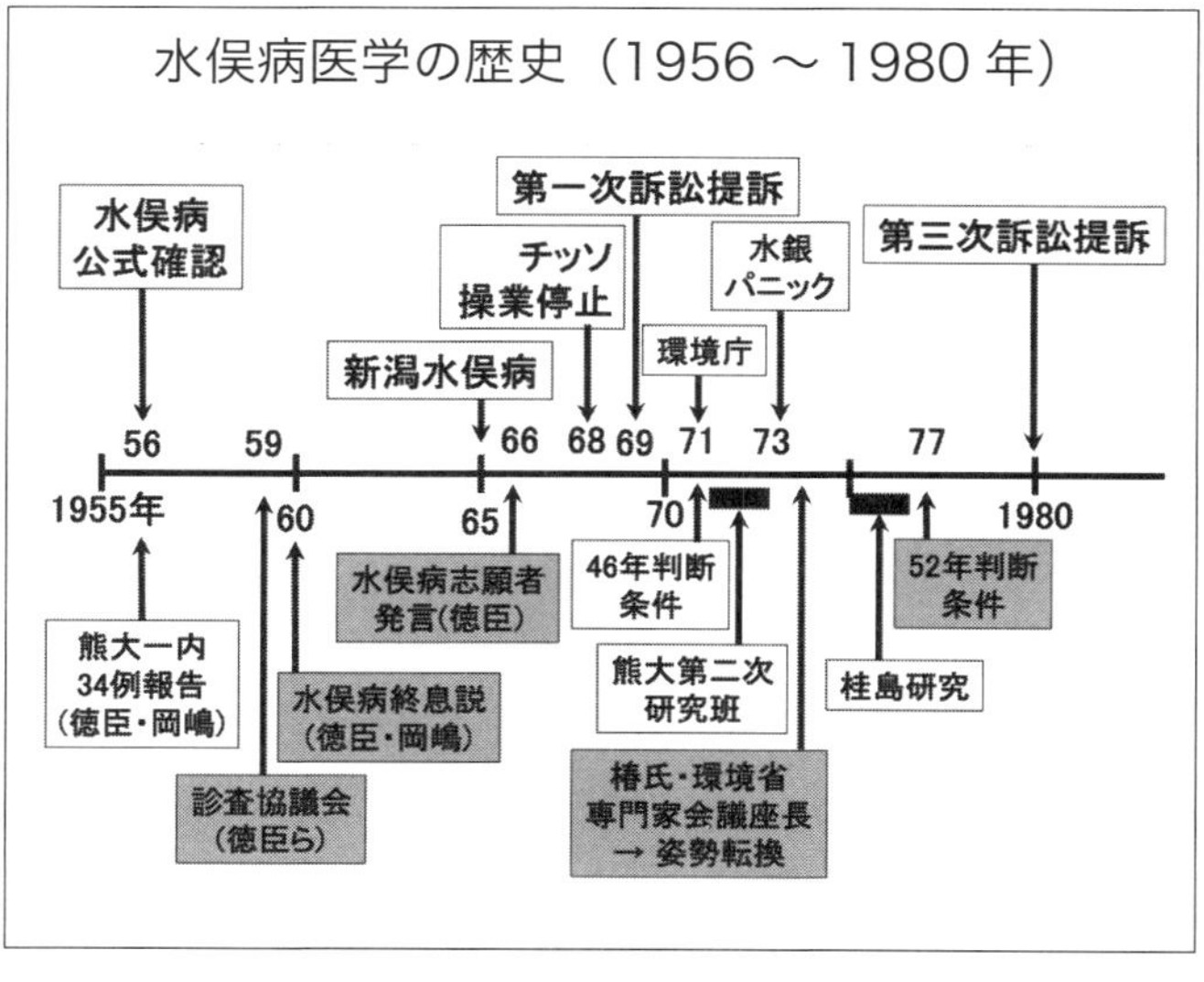
水俣病医学の歴史（1956 ～ 1980 年）
水俣病
公式確認
第一次訴訟提訴
チッソ
操業停止
水銀
パニック
第三次訴訟提訴
新潟水俣病
環境庁
56
59
66
68
69
71
73
77
1955年
60
65
70
1980
熊大一内
34例報告
（徳臣・岡嶋）
診査協議会
（徳臣ら）
水俣病終息説
（徳臣・岡嶋）
水俣病志願者
発言（徳臣）
46年判断
条件
熊大第二次
研究班
椿氏・環境省
専門家会議座長
→ 姿勢転換
桂島研究
52年判断
条件

この地図の色の付いている範囲でした（図2）。

水俣病の医学の歴史をざっとたどって、問題点をみてみたいと思います。図3は、水俣病公式確認の一九五六年から一九八〇年までのものです。下の段の出来事の事項には、灰色の背景になっているものと白い背景になっているものがありますが、白い背景になっている事項は実態をきちんと見据えたものであり、灰色の背景の事項は実態を正確に描き出すことを妨げようとしたものです。チッソが操業を停止する一九六八年まで、現地でまともな調査はなされませんでした。それまでに確認された患者の数も一〇〇人余という状況でした。

水俣病の広がり

一九六五年に新潟水俣病が発見されます。そこでハンター・ラッセル症候群の症状がすべてそろっておらず、感覚障害だけの水俣病もあるということを椿先生が発見されました。それで、熊本でもそのようなより軽い症状の水俣病があるはずだということで、第二次研究班の調査が始まったのです。そこで水俣病がさらにすそ野の広いものであることが明らかになってきたわけです。

熊大第二次研究班の研究のなかで、原田先生たちがされた仕事ですけれども、水俣、御所浦、有明という三つの地域で疫学調査がなされました。水俣だけでなく、御所浦でも水俣病の症状がありました（表4、図5）。

この第二次研究班の調査以降、水俣病の広がっている範囲が最初よりやや広がり、この地図のようになりました（図6）。この範囲が近年までの公害健康被害補償法（以下「公健法」）の指定地域です。

表４

熊大二次研究班の調査

	有明地域 (n=755)	御所浦地域 (n=1450)	水俣地域 (n=833)
平均年齢	44±21	42±22	42±20
性別% (M/F)	43/57	47/53	43/57
職業比率(%)			
漁業	37	43	23
漁業（パート）	26	12	19
非漁業	37	45	54
不明	0.3	0.6	3.7

図５

熊大二次研究班の神経所見

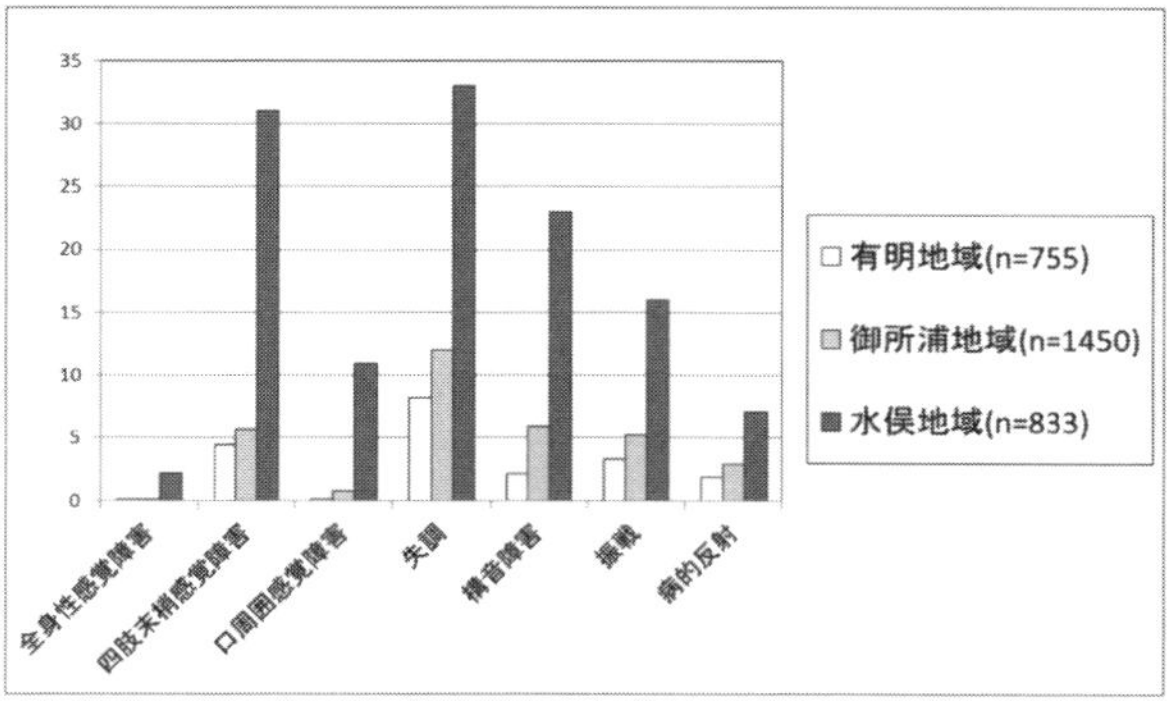

図6

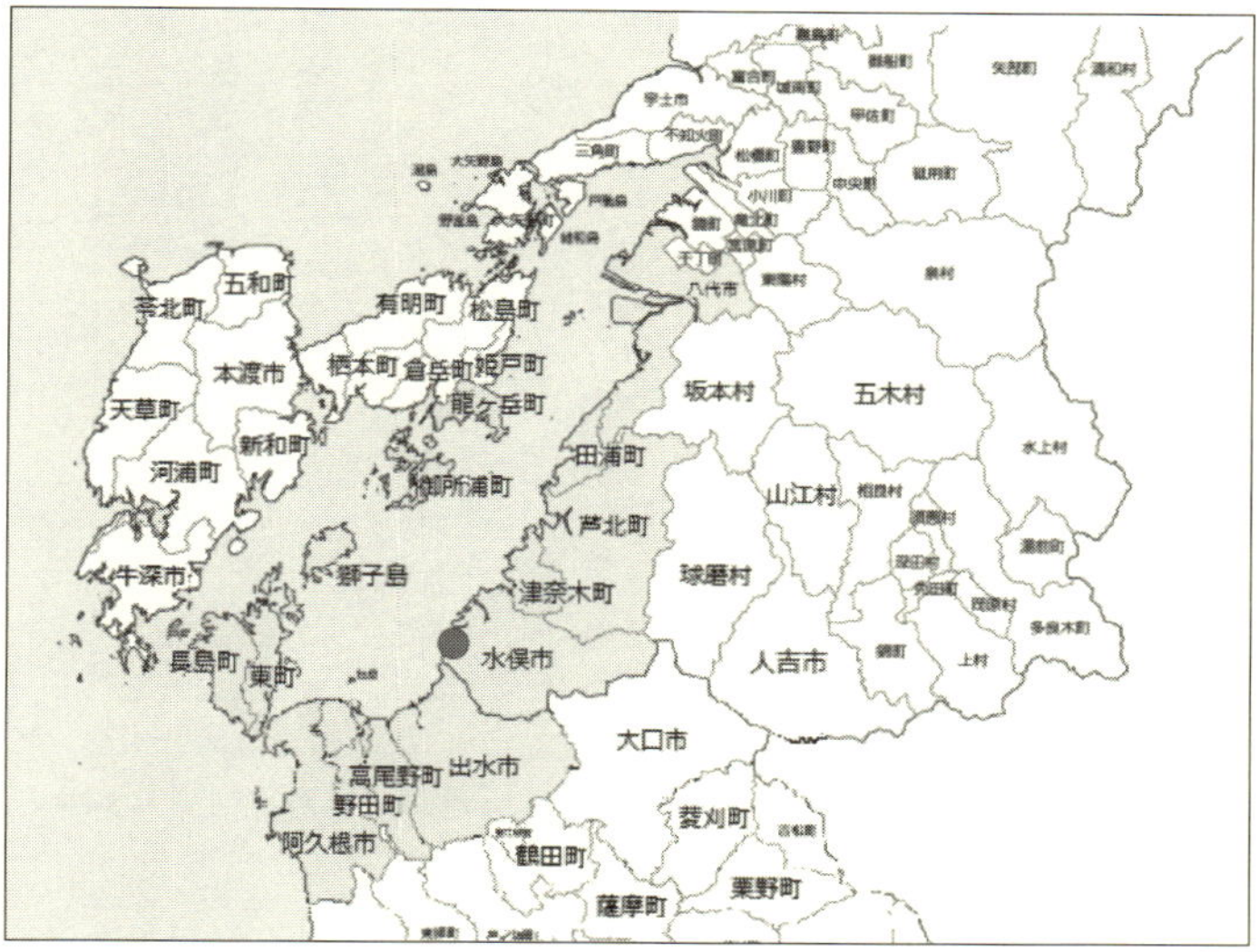

このように指定地域は、誰が見ても明らかな、重症の患者さんがいた範囲ということなのです。きちんとした調査を行って決められた範囲というわけではないのです。

第二次研究班の仕事というのは、水俣病がより広く多く広がっていることを証明するのに非常に重要なものだったわけですが、水俣病がどういう病気であったかということを決めるのに重要な役割を果たしたのが、桂島研究です。出水市沖にある桂島は、鹿児島大学の調査では水俣病はないと言われた島でした。一九七四年から一九七九年にかけて桂島住民と、対照として非汚染地域である奄美諸島の加計呂麻島住民の調査がおこなわれました。

表7は桂島と奄美でのそれぞれの神経症状の差を示しています。これは一番年が上の方の状態を表していますが、感覚障害、視野狭窄の両方とも一〇〇%でした。このデータによって、桂島が水俣病患者の多発地域であったことが証明されました。その後、

表7

桂島研究の結果（1）

	桂島 (31)	奄美 (33)
感覚障害	31(100.0%)	5(15.2%)
四肢末梢	30(96.8%)	0(0.0%)
口周囲	14(45.2%)	0(0.0%)
求心性視野狭窄	31(100.0%)	2(6.1%)
聴力障害	22(71.0%)	8(25.1%)
運動失調	19(61.3%)	0(0.0%)
構音障害	8(25.8%)	0(0.0%)
振戦	8(25.8%)	1(3.0%)
知能障害	24(77.4%)	1(3.0%)
感情障害	23(74.2%)	1(3.0%)

表8

桂島研究の結果（2）

出生年 グループ （人数）	~1945 成人A0 (45)	~53 若年A1 (12)	~60 A2 (7)	~66 A3 (8)	~72 A4 (13)
A. [感]+[聴]+[視]+[失]+[構]	12				
B. [感]+([聴], [視], [失], [構])のうち3つ	17	1			
C. [感]+([聴], [視], [失], [構])のうち2つ	10	2			
D. [感]+([聴], [視], [失], [構])のうち1つ	3	4			
E. [感]	1	5	6		1
F. ([聴], [視], [失], [構])のうち1~4つ	2				
G. ([感], [聴], [視], [失], [構])のどれもなし			1	8	12

[感]:感覚障害、[聴]:聴覚障害、[視]:視野狭窄、[失]:運動失調、[構]:構音障害

図９

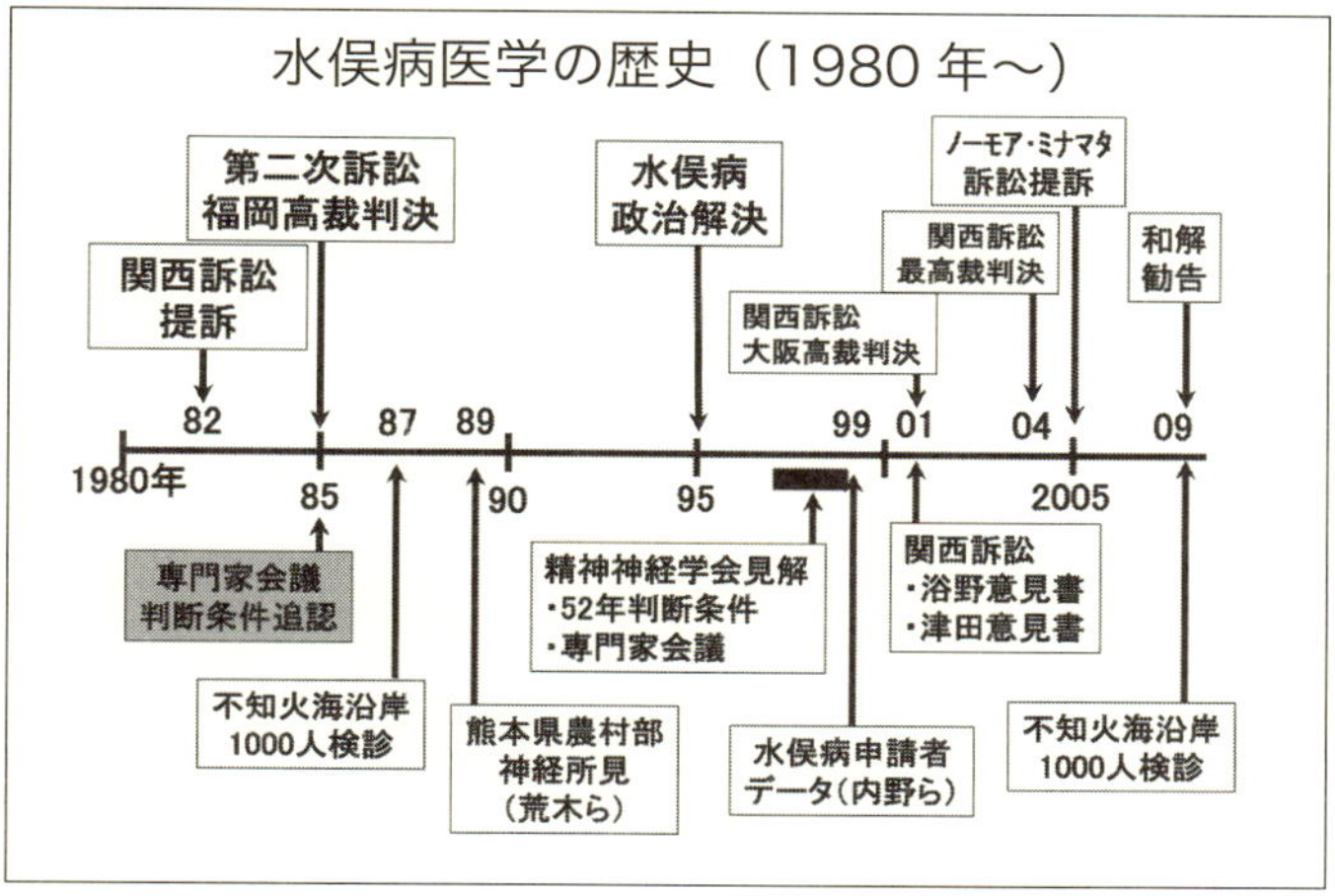

桂島住民の多くがその後認定されていくことになります。これは、主として藤野先生がされた仕事です。

表８の中で一番右の縦の列は一九四五年までに生まれた人で、右の列になるにしたがってより若く、メチル水銀の曝露が少なくなります。また、横列をみますと、上の段ほどハンター・ラッセル症候群の症状がたくさんあります。これでみると、一番高齢の一番左列の人たちは症状が複数ある人がほとんどで、中には五つそろっている人もいます。そして、右列になるにしたがって若くなります。すぐ右の列では、五つ症状が揃っている人はおらず、さらに右列になってより若くなると感覚障害だけの人ばかりとなっているのです。このデータから、感覚障害だけの水俣病があるということが証明され、後の裁判の判決の重要な根拠になっていくわけです。

一斉検診の時代へ

一九八〇年以降の水俣病の研究を示すのが図９です。図３のような灰色の背景の事項はほとんどありません。一九八五年に第二次訴訟福岡高裁判決で昭和五二年判断条件が批判されます。それに対して旧環境庁は、自分たちに従う医学者たちに「専門家会議」なるものを開かせ、昭和五二年判断条件を何の医学的根拠もなく追認させました。一九八〇年代以降の調査は、私たち医師団が関与したものも、原田先生たちのグループが関与したものも、国側の医師が関与したものも、ほとんどが水俣病の広がりを示すものばかりなのです。

医学は現実の情報やデータから始まるものであり、私たちはそれに沿って研究をしてきました。しかし、国の主張を支えてきた医学者たちは、水俣病で一定の医学的成果を上げたのちは、水俣病の追求をやめていくいっぽうで権威者としての発言は継続するという、ゆがんだありかたをとってきました。

一九八五年の福岡高裁判決でも、政府は態度を変えませんでした。認定制度も変えないし、救済もしていかない。このような状況を前にして、一九八七年に民医連が一〇〇〇人検診を行いました。五〇、六〇代の方が中心でした。

結果としては、手足の痺れやこむら返りなど、水俣病に特徴的な自覚症状が高率に見られました。また、疲れやすいとか眠れないというような非特異的な自覚症状のいずれもが同時に高率になっています。実は水俣病では、熊本県の調査で、被害者の職業欄に「ぶらぶら」と書いてあって問題化したことがあるのですが、原爆症でも、「ぶらぶら病」という呼び名があったことを最近知って驚きました。このように汚染物質による疾患の底辺には、全身倦怠感などの非特異的症状があるのです。神経所見でも、感覚障害が八割、四肢末梢優位の感覚障害がそのうちの七割にみられました。失調症状が三割以上、視野狭窄も二割弱みられました。

一九九五〜六年にかけて政治解決があり、約一万人が救済されました。その後、二〇〇四年の関西訴訟最高裁判決の後に、あらたに水俣病の人々の検診を受ける人々が急増してきます。私たちは数年で数千人の人々の検診をおこないましたが、それでも政府は調査をしないし、救済もしないという状態でした。

このような状態のなかで、なんとか解決に道筋を開かないといけないという使命感で、私たちは二〇〇九年に原田先生に実行委員長になっていただき、不知火海沿岸住民健康調査をおこないました。一九八七年の一〇〇〇人検診の時も五〇、六〇代が多かったですが、今回もその年代の人々が多かったです。もっと若い方にも調査をしたいのですが、差別の問題や、働き盛りの時は余裕がないとか、若いからだめだろうというあきらめもあるのだと思います。

不知火海沿岸住民健康調査の成果

二〇〇九年のデータを分析する時に、これまで行政が公健法の指定地域としている地域に居住歴がある人とない人に分けました。その住所で、①中心部（水俣・葦北地域）、②北部（天草・八代地域）、③南部（出水・阿久根地域）、④指定地域に昔は住んでいたけれども今は移住した人をその他の地域の居住者に分類しました。そして、⑤これまで指定地域に居住歴がないけれども不知火海の魚を食べた人、⑥一九六九年以降に汚染地域に出生または転入してきた人を分類しました（図10）。

職業歴や受診歴をみると、漁業関連の方の比重がやや高いですが、これまでに検診を受診したことのない人が九割近くに上りました。

図10

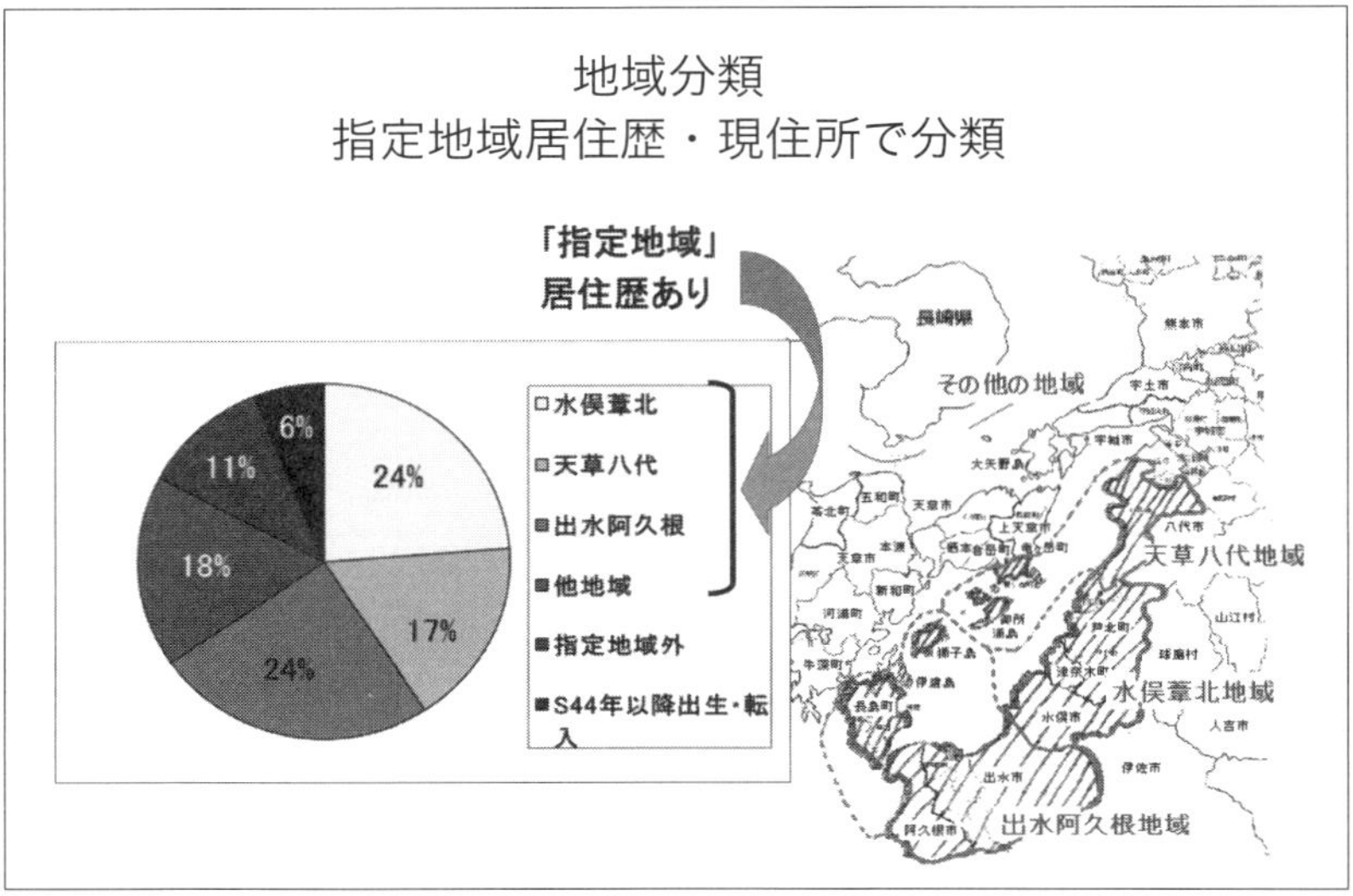
地域分類
指定地域居住歴・現住所で分類
「指定地域」
居住歴あり
6%
11%
24%
18%
17%
24%
□水俣葦北
■天草八代
■出水阿久根
■他地域
■指定地域外
■S44年以降出生・転入
長崎県
その他の地域
天草八代地域
水俣葦北地域
出水阿久根地域

図11

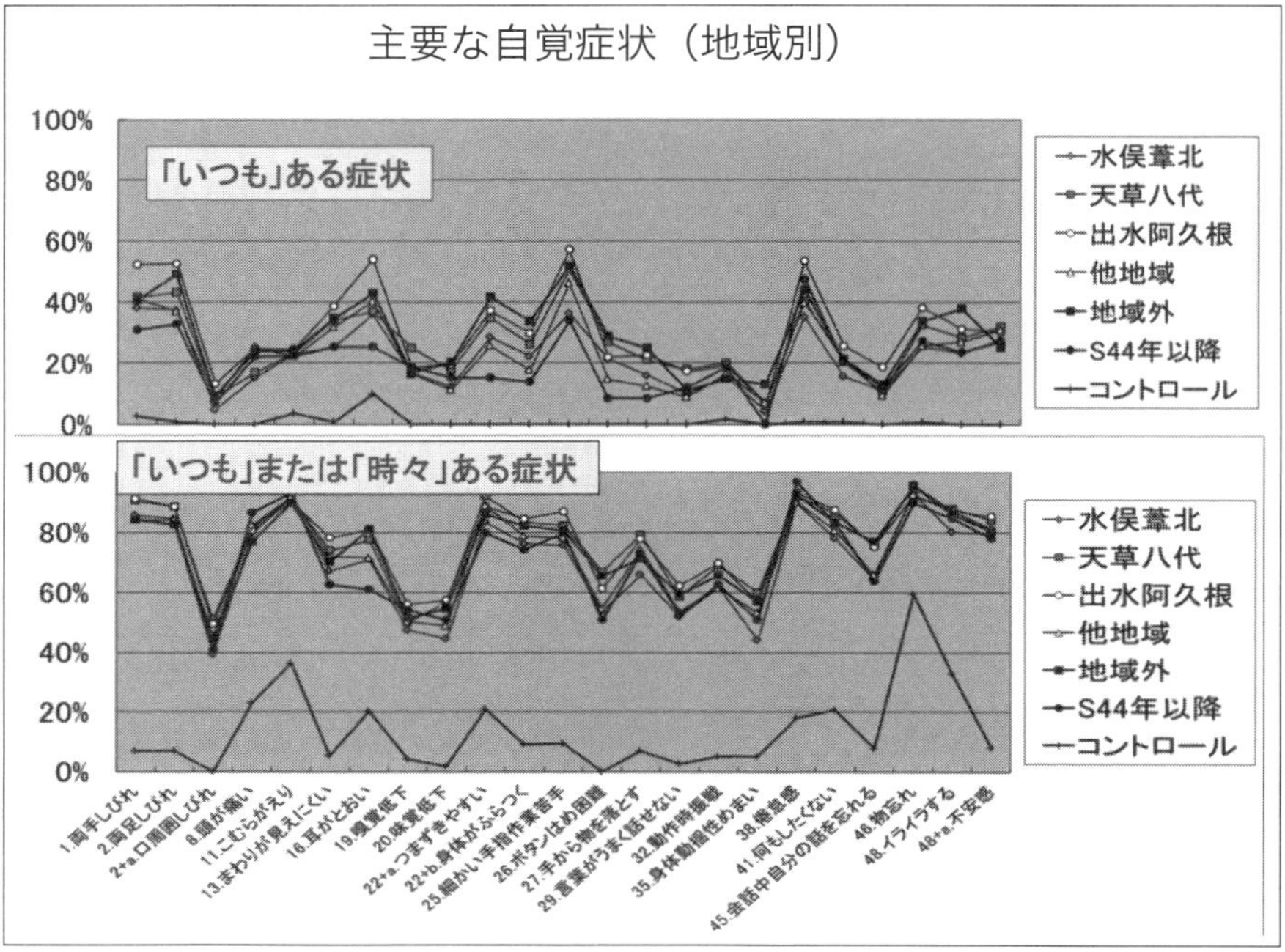
主要な自覚症状（地域別）
「いつも」ある症状
「いつも」または「時々」ある症状
100%
80%
60%
40%
20%
0%
水俣葦北
天草八代
出水阿久根
他地域
地域外
S44年以降
コントロール
1.両手しびれ
2.両足しびれ
2+a.口周囲しびれ
8.頭が痛い
11.こむらがえり
13.まわりが見えにくい
16.耳がとおい
19.嗅覚低下
20.味覚低下
22+a.つまずきやすい
22+b.身体がふらつく
25.細かい手指作業苦手
26.ボタンはめ困難
27.手から物を落とす
29.言葉がうまく話せない
32.動作時振戦
35.身体動揺性めまい
38.倦怠感
41.何もしたくない
45.会話中自分の話を忘れる
46.物忘れ
48.イライラする
48+a.不安感

その結果、①〜④では、特異的、非特異的自覚症状のいずれの出現率も酷似していました。さらに、⑤指定地域外の住民でも①〜④と酷似した結果が出ただけでなく、⑥一九六九年以降の出生・転入者でもやや割合が低いが、ほとんど同じ訴えがあることがわかりました（図11）。問診はいいかげんと思われる方もおられるかもしれませんが、いい加減だとしたら、こんなに一致することは絶対にないですね。

また、神経所見をみても、①〜⑤は自覚症状も神経所見のいずれの出現率も酷似していました。⑥一九六九年以降の出生・転入者では、年代が若かったこともあり、やや自覚症状や神経所見の出現率が低かったものの、全体として①〜⑤と類似した結果が出ました（図12）。このように国、県は、⑤の指定地域に居住歴のない住民を救済対象としていませんが、実際には①〜④の指定地域居住歴のある者も、⑥一九六九年以降の出生・転入者も同様の症状を示しているということがわかりました。これらのデータは指定地域であるかないかで被害者の線が引けるものではなく、違いはないことを示しています。

こういう訳で、水俣病の解決のワン・ステップが進むにつれて一桁ずつ一〇〇人、一〇〇〇人、一万人と患者さんが増えているわけです。今六万人の方、おそらく五万人以上の方が救済を受けると思われます。

図13は二〇〇四年、最高裁判決後に熊本県が健康調査をしようと提唱した地域です。私たちが地域外として調査をおこなったところも含めて、広い地域の汚染を想定しています。しかし、実際は魚は、この地図の範囲よりももっと遠くまで行っていると思います。鹿児島県伊佐市にも同様の症状をもつ

図 12

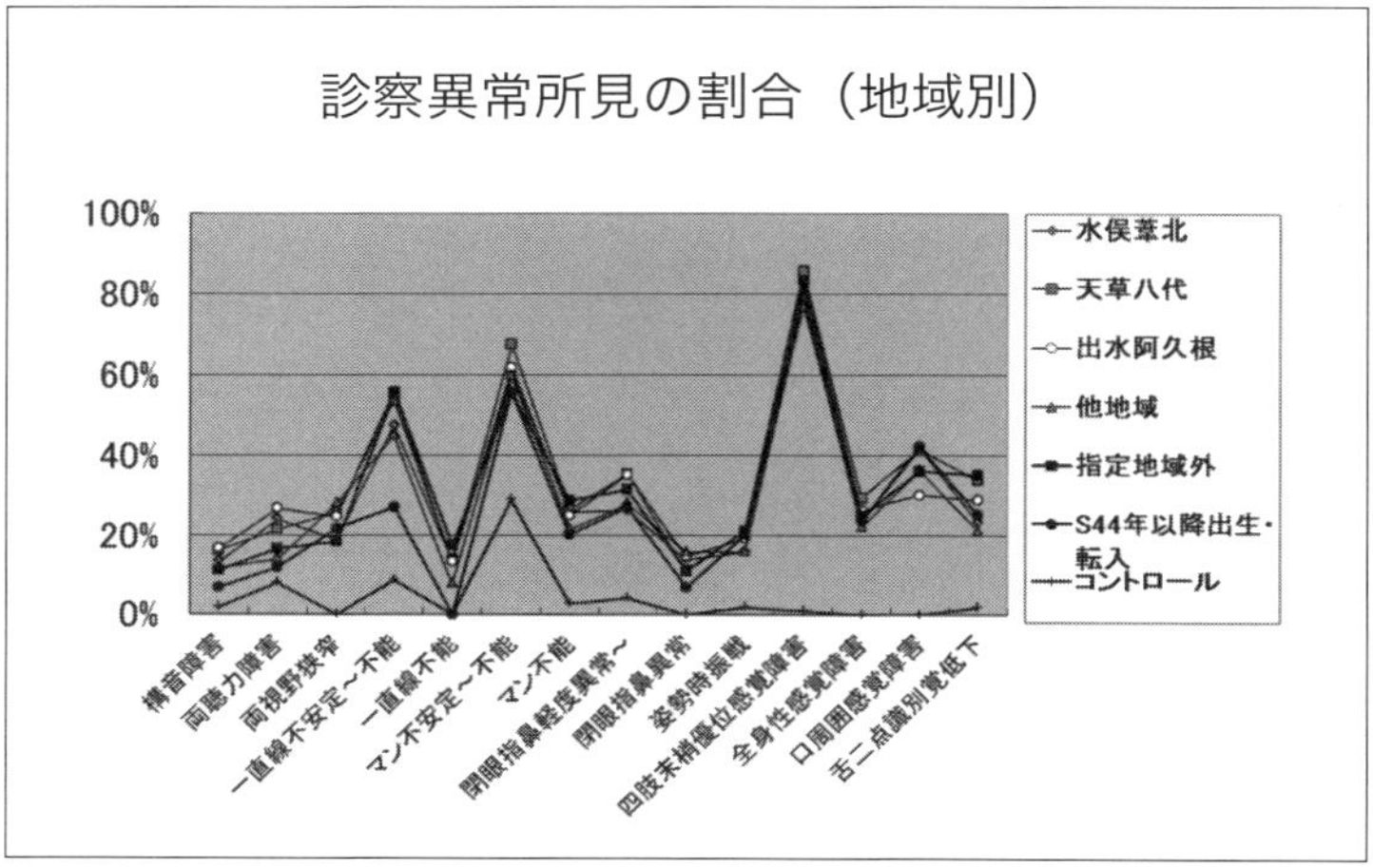
診察異常所見の割合（地域別）
100%
80%
60%
40%
20%
0%
水俣葦北
天草八代
出水阿久根
他地域
指定地域外
S44年以降出生・転入
コントロール
構音障害
両聴力障害
両視野狭窄
一直線不安定～不能
一直線不能
マン不安定～不能
マン不能
閉眼指鼻軽度異常～
閉眼指鼻異常
姿勢時振戦
四肢末梢優位感覚障害
全身性感覚障害
口周囲感覚障害
舌二点識別覚低下

図 13

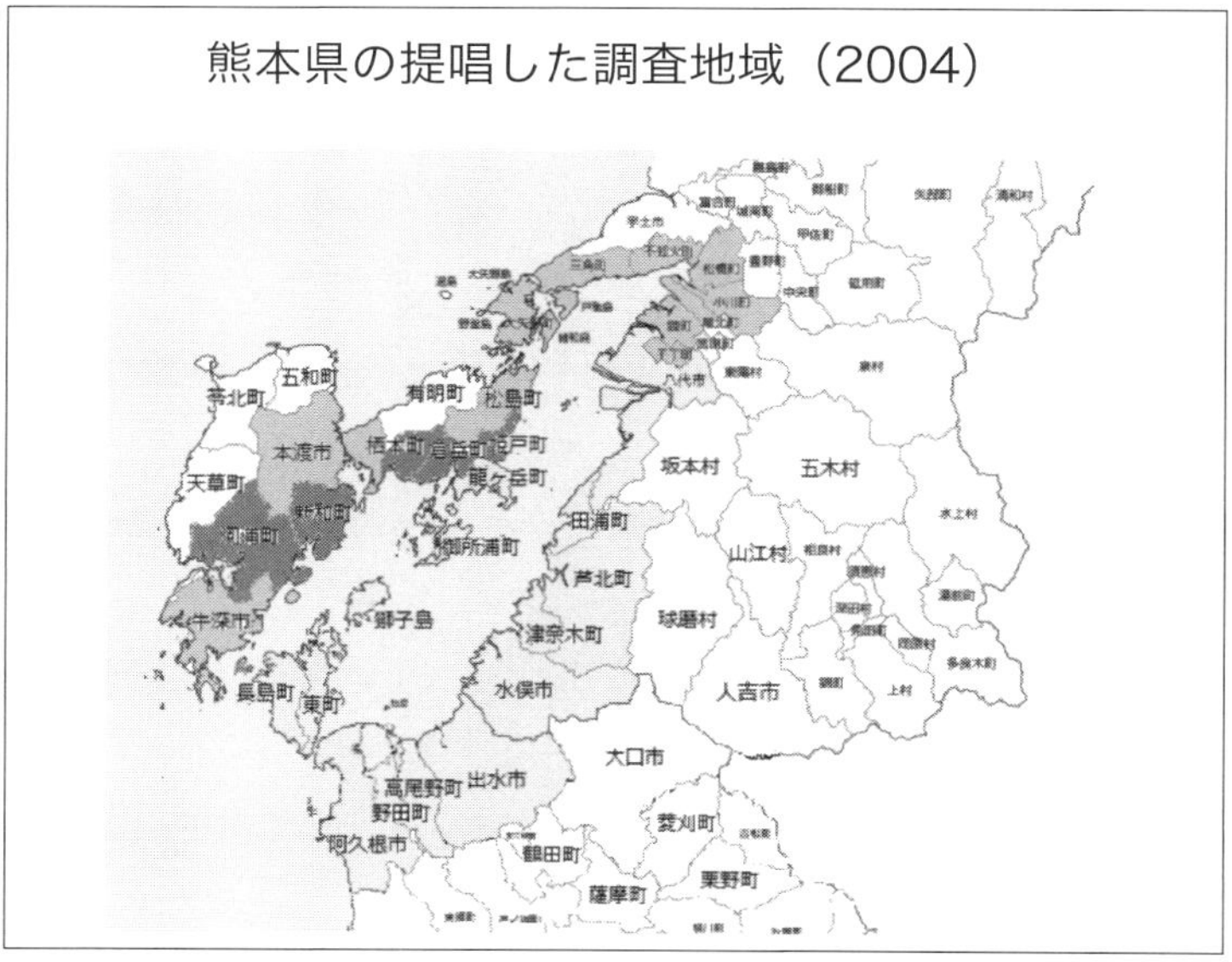
熊本県の提唱した調査地域（2004）
五和町
苓北町
有明町
松島町
本渡市
栖本町
倉岳町
龍ヶ岳町
天草町
坂本村
五木村
田浦町
山江村
芦北町
牛深市
獅子島
球磨村
津奈木町
長島町
東町
水俣市
人吉市
大口市
高尾野町
出水市
野田町
阿久根市
菱刈町
鶴田町
薩摩町
栗野町

患者さんを確認しています。ですから、本来調査すべき範囲はもっと広いのです。

福島においても、一つひとつの原因を排除していく、実態を解明していく、それを住民に知らせていく、それから基準をきちんと定める。それを行政と医学者がきちんとやろうとしているかどうか、それを引き続き監視し続けることが必要であろうと考えています。

水俣病と対比しまして、福島では被曝地全域の調査行動が必要です。政府のデータ隠し、内部被曝の軽視を監視し、きちんとした調査をして被曝者を援助する医療者集団が必要であると考えています。

＊

三角　ありがとうございました。

次は原田正純先生にお願いします。原田先生はこれまで半世紀にわたって、水俣病と向き合ってこられました。またカナダ、ブラジル、中国、アフリカなどの水銀汚染など世界各地で水銀汚染などの調査をしてこられました。本日のテーマは「水俣の教訓を福島にどう生かすか」ということで、原田先生には「水俣と福島原発の共通点と相違点」について報告をいただきたいと思います。

5　ミナマタの教訓を福島にどう生かすか

元熊本学園大学教授　原田正純

原田です。高岡先生が水俣のことはだいたい話されたので、なるべくダブらないようにない知恵を絞ってみました。

今回の東日本大震災と水俣病は共通の部分もたくさんあります。起こった時もすぐマスコミ関係から水俣の教訓という取材がたくさん来たわけで、確かに共通点も大きいわけです。しかし、違う所もたくさんあって、安易に同じにしてしまうと大変なところも出てくるんじゃないかと心配しています。

私は最初にこの事件を聞いた時、天災だと思ったんですね。ところがいろいろな情報が入ってくると、これは天災でなくて人災ではないかと思ってきました。専門家たちが想定外だった、想定外だったと言うんですけれど、私は決して想定外とはだんだん思えなくなったし、起こったことに対しても専門家の責任は大変ですけれど、今後も専門家の責任は非常に大きいと、きちんと国民の目で見ていかなくてはいけないのだと思っています。

水俣病から環境問題へ

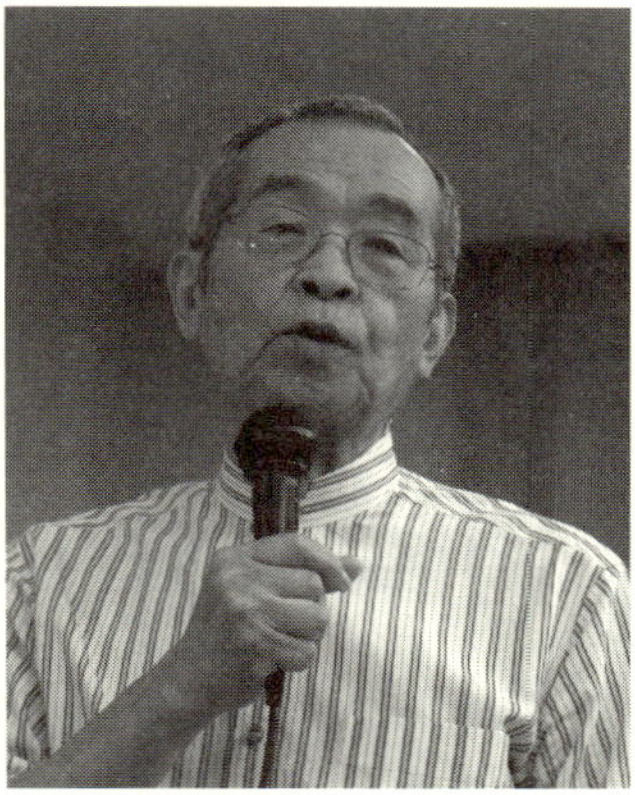
原田正純

環境汚染というのはいろいろありますけれど、戦争というのが最大の環境汚染ではないかと私は考えて、水俣からいろいろな所に行ってみたわけです。

水俣で私はずっと付き合うきっかけになったのは、あるお母さんの一言です。胎盤というのは赤ちゃんを守ってくれる、だから、お母さんが食べた毒物でお母さんが傷害されても、お腹の中の赤ちゃんはある程度守られるというのが、当時の医学の常識だったわけですが、毒物が胎盤を通してしまうということは大変なことなので、その大変なことを最初に指摘したのは専門家じゃないんですね。お母さんたちからそのことを問題提起されたということです。

最初は素人が何言ってるんだと思ったわけですが、調べてみるとお母さんたちの言うことが正しかったわけですね。こうしてたくさんの胎児性の患者さんをみることができたわけです。この時、世界で初めて　胎児性であるということを証明しようとしたのは私だけではなくて、当時の熊本大学の全体で結論を出していったんです。

私のまとめ方は、患者さんを診て結論を出そうと思って、何度も何度も呼び出すのでお母さんたちから怒られていたんですけれど、なかなか結論が出ないんです。胎盤を通して中毒が起こるということは、人類史上初めてだったものですから、結論を出せないで、特に熊本大学医学部は全員慎重だったんですね。

そういう中で、お母さんから「みんな同じじゃないか」と言われて、それが私のヒントになって、同じ症状であることを証明してやろうと。そして同じ症状であることが証明できたので、それは同じ原因だろう。そしてその原因として何だろうという形で、私なりに取り組んできたわけです。

その時に早く気が付けば良かったんですけれど、後で気が付いたんですが、私たちが生まれた時に、お母さんたちはへその緒をとっているんですね。長い間水俣病は、有機水銀中毒ということがわからなかったもんですから、初期の頃の汚染のデータというのはほとんどなかったわけです。私は漁業試験場か何かに行けば、古い魚のサンプルなんかとってないかといろいろな所に行って、探したんですけれど見つからなくて、そうしたらへその緒が残っていると後から気が付いて、そのへその緒のメチル水銀量を調べたんです。その結果、環境汚染と臍帯の水銀値が一致したので、要するにお母さんの子宮は環境であると、環境が汚れれば子宮も汚れるということです。そのようにして私は水俣のことから環境問題に入っていきました。

水俣と福島の共通点と相違点

次は食物連鎖と言われるものです。「海は広いな大きいな」と言われますが、私が本当にびっくりしたのは、今度の原発事故の時に「海に流れれば放射性物質が薄まる」と言っている学者がいて、腰を抜かすようにびっくりしました。水俣の教訓がまったくわかっていないですね。それは一時的には薄まりますよ。その薄まったものが食物連鎖を通して濃縮されるというのが、水俣の教訓だったではないですか。それを新聞でコメントとして薄まると言ったんですね。耳を疑いましたね。たとえ一時的に薄まってもまた食物連鎖を通じて濃縮されていくということですね。水俣も今度の事故もそうですが、戦争にも言えますが、国の政策として起こったという点では共通だと思います。

それから科学技術の過信ですね。非常に過信してしまったという。また一度起こしてしまうと、なかなか解決しない政治構造があるということですね。それから、次世代にも影響があるだろうと。さらに、長期の微量汚染の問題もずっと残っていくだろうと。そして救済問題というのも最後まで残っていくだろうとですね。

このように原発事故と水俣病は非常に共通しています。

違う点は、いろいろ議論があったにしても、水俣病は被害が見えたということですね。福島の場合は見えにくいという点があります。例えば、癌になったとした時に、一般にも癌はあるわけですね。私たちは非特異的疾患と言うんですけれど、特徴があるのかないのか非常に見えにくいですね。

それから慢性あるいは長期にずっと続いていくということですね。私は水俣より深刻な部分があると思うんです。水俣は、症状が医学的に救済に困るほどわかってないわけではないんです。それはわかってない振りをしているだけの話で、医学は最後までいくとどんどんわからない問題が次々と出てくるんだけれども、少なくとも水俣病に関しては救済に困るほどわかってないわけじゃないんですね。

その点では今度の場合、未知の部分というか人類が初めて経験した部分があってわからないことが多い。すなわち、相違点は未知の部分が非常に多いと。しかもまだ進行中なのだという点で、安易に水俣病とイコールにしてしまう危険性もあるのだということを申し上げたいと思います。

公害だとかいうものは政治的に弱い人、社会的に弱い立場の人たちに集中していきます。誰かが昔言っていたように、原発がそんなに安全だったら、都会の真ん中に作ればいいのに、僻地や過疎地に作るのはなぜか。天災であろうと人災であろうと、その構造の裏にはやはり差別の問題があると思っています。

原爆による胎児の被曝

私は胎児性の問題から、お腹の中の赤ちゃんという関係でずっと研究してきたのですけれども、胎盤を通って中毒が起こったというのは人類史上初めてだと思ったのですが、ところがよく調べてみたら、原子爆弾で胎内被曝があって、胎児が被曝して障害があるということがあったんですね。私うっかりしていて、水俣病こそ胎盤を通って起こった人類初めての障害だと思ったんですが、原爆の問題があったんです。

この実態も実はあまり追究されていないんですね。初期の頃にはいくつか論文が出ていましたが、長くは追究されていません。私の後輩が広島で開業医をしていまして、原爆水頭症で入院したので先生診に来てって言われて診に行ったんですけれど、本当に悲惨でした。動物みたいに言葉は出ないし、人はひっかくし、洋服はビリビリ裂くし大変でした。またある時、原爆小頭症の患者さんと胎児性水俣病の患者さんが、水俣で出会ったんです。悪い意味で貴重な大切な人たちです。人類が忘れていけない人たちが出会ったわけですから、世界中どこにありますか、こんな出会いが。私一人で興奮していました。

ベトナム戦争における枯れ葉剤の影響

写真1

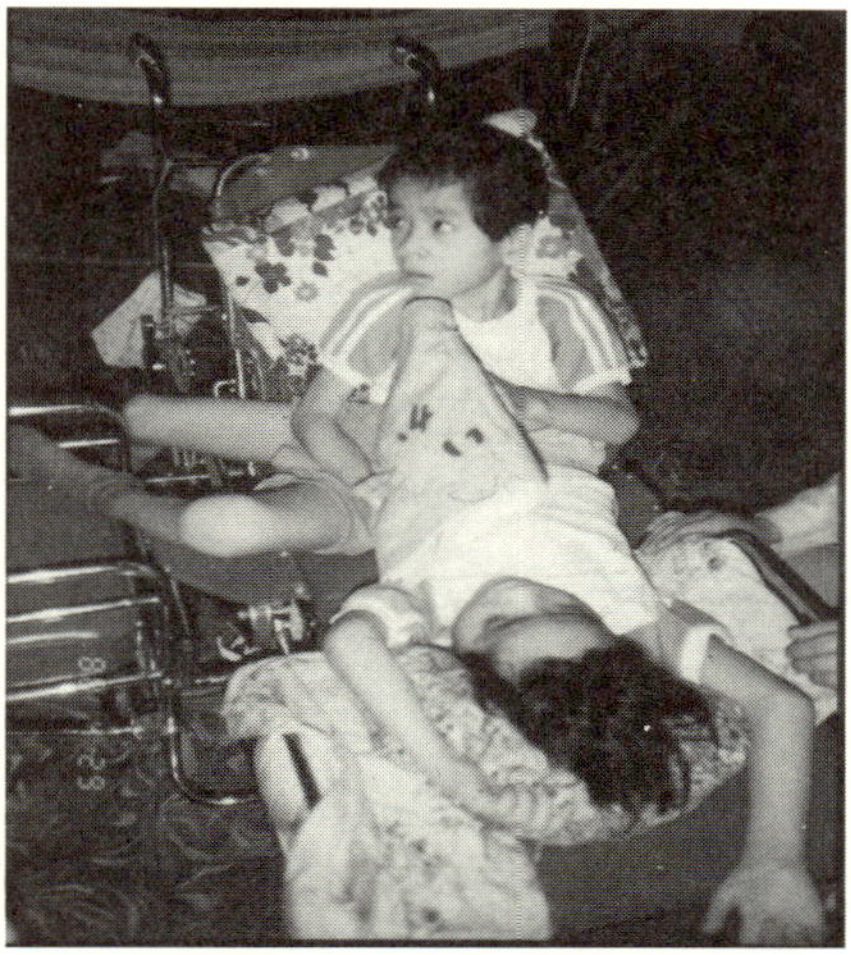

私はお腹の中の赤ちゃんに対する影響ということに関心があって、世界中調べて結局ベトナムに行き着くわけです。

ベトナムはベトナム戦争で枯れ葉剤をまかれました。現地に行ってみるとわかりますが、国道がずっと走っていますが、後は熊本弁で〝じゅったんぼ〟（ずるずる田）という、戦車を持って行っても役に立たないようなところで、そこで米兵はヘリコプターを使ったんですね。ところが草むらから狙撃されるので、枯れ葉剤をまいたんですね。

アメリカはその時どこにどれくらいまいたかということを公表しています。ホーチミン市にあるツー・ズー病院に枯れ葉剤の被害者が入院しています。この写真は有名なドクちゃんベトちゃんです（写真1）。切り離してベトちゃんは亡くなりましたが、ドクちゃんは結婚して子どもが生まれましたね。こういう子どもたちがベトナムではたくさん生まれたんですね。命をもらったけれども生まれなかった人たちが、ビンに詰めてあります（写真2）。これを見て坂本しのぶさんは泣き出したんですけれど、すごい状況です。

枯れ葉剤をまかれた方が被害を受けたんですが、まいた方も被害を受けました。例えば米兵あるいは韓国でも四〇万ぐらいの兵隊がベトナムに行ってました。まかれた方が影響を受けているのは当たり前です。ところが、まいた方

写真２

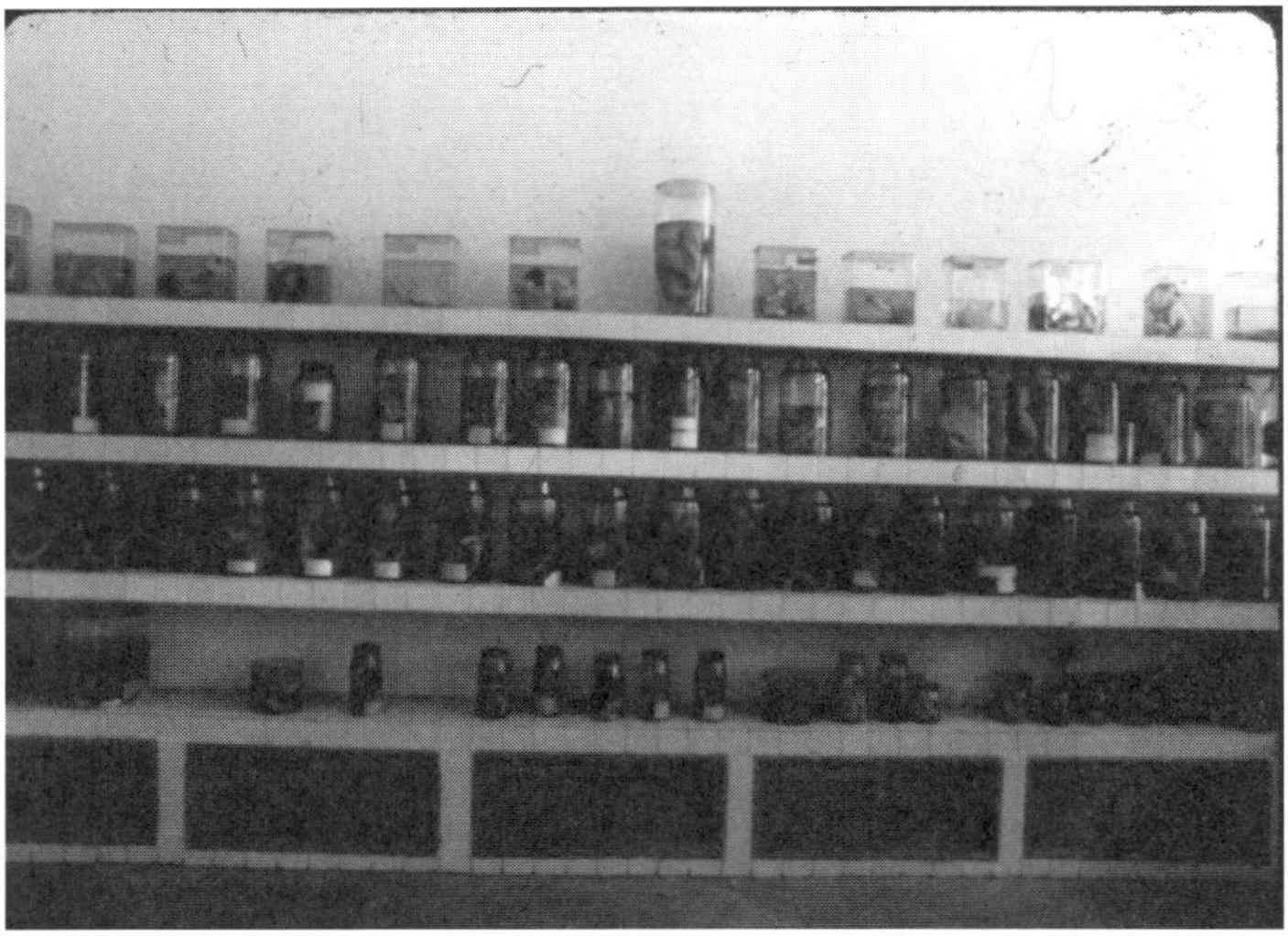

図３

韓国のダイオキシン影響の診断

- 後遺症
- 1. 非ホジキンリンパ腺がん　53人　7. 肺がん　229人
- 2. 軟組織肉腫　14人　8. 喉頭がん　78人
- 3. 塩素性ニキビ（痤瘡）　53人　9. 気管がん　1人
- 4. 末梢性神経炎　2028人　10. 多発性骨髄腫　19人
- 5. 遅発性皮膚ポルヒリン症　0人　11. 前立腺がん　12人
- 6. ホジキン病　7人　12. バガー病（壊疽）101人

- 後遺症疑い
- 1. 日光過敏性皮膚炎　113人　12. 脳出血　204人
- 2. 尋常性乾癬　261人　13. 悪性腫瘍　715人
- 3. 脂漏性皮膚炎　1260人　14. 肝臓疾患　1024人
- 4. 慢性蕁麻疹　297人　15. 甲状腺機能低下　23人
- 5. 乾性湿疹　109人　16. 糖尿病　2691人
- 6. 中枢性神経障害　1695人　17. 高血圧　6470人
- 7. 多発性神経麻痺　1351人　18. 虚血性心疾患　361人
- 8. 多発性硬化症　7人　19. 動脈硬化症　20人
- 9. 筋萎縮性側索硬化症　16人　20. 高脂血症　826人
- 10. 筋疾患　27人　21. 無血壊死病　146人
- 11. 脳梗塞　480人

郵 便 は が き

料金受取人払郵便

神田支店
承認

3906

差出有効期間
平成25年 5 月
31日まで

101－8791

507

東京都千代田区西神田
2-5-11 出版輸送ビル2F

㈱ 花 伝 社 行

お名前《ふりがな》 お電話
ご住所（〒　　　　　　　　） （送り先）

◎新しい読者をご紹介ください。

お名前《ふりがな》 お電話
ご住所（〒　　　　　　　　） （送り先）

愛読者カード

このたびは小社の本をお買い上げ頂き、ありがとうございます。今後の企画の参考とさせて頂きますのでお手数ですが、ご記入の上お送り下さい。

書名

本書についてのご感想をお聞かせ下さい。また、今後の出版物についてのご意見などを、お寄せ下さい。

◎購読注文書◎

ご注文日　　年　月　日

書　名	冊　数

代金は本の発送の際、振替用紙を同封いたしますので、それでお支払い下さい。
（3冊以上送料無料）

なおご注文は　FAX　03-3239-8272　または
メール　kadensha@muf.biglobe.ne.jp
でも受け付けております。

がどういう影響があるのかということがわからないわけですね。

図3はアメリカと韓国でやった調査です。今回の放射能にも使えると思うんですけれど、きちんと調査をして病気の出現率を調べるわけです。その出現率と一般の出現率を比べて、一般の出現率よりも高いものを枯れ葉剤(ダイオキシン)の影響としているんです。これは一つのヒントだと思います。わからない時にわからないからと切り捨てるんではなくて、対照と比べて、例えば汚染地区があったとしたら、その汚染地区の健康をずっと管理していって、そこの健康の偏りと一般の健康の偏りとの間に大きな差があるものはその影響だとする。これは韓国がやっているやり方です。韓国からベトナムに行った人たちの病気の数を、ずっと調べ上げてるんですね。これも一つのヒントだと思ってここに出しました。

さまざまな環境汚染

放射線の問題では、マレーシアでレアメタルを採掘に行って、放射性物質が出てくるんですけれど、それが野積みになってるわけです。近づくなと警告は書いてあるんですけれど、雨が降ったり風が吹いたりすれば飛んで行くわけです。これがマレーシアですごい問題になってきて、そこで働いていた人の産んだ赤ちゃんに障害があったというので、私は呼ばれて行きました。放射能のせいかどうかと言われても、どこにも他に記録がないので証明しようがなかったんですが、放射能の廃棄物ですね。今はドラム缶に入れて埋めたと言ってますけれど、この経営は日本の企業だったのです。

もう一つ今問題なのは、劣化ウランの問題だと思うんです。イラク戦争で大量に使われたわけです

写真４

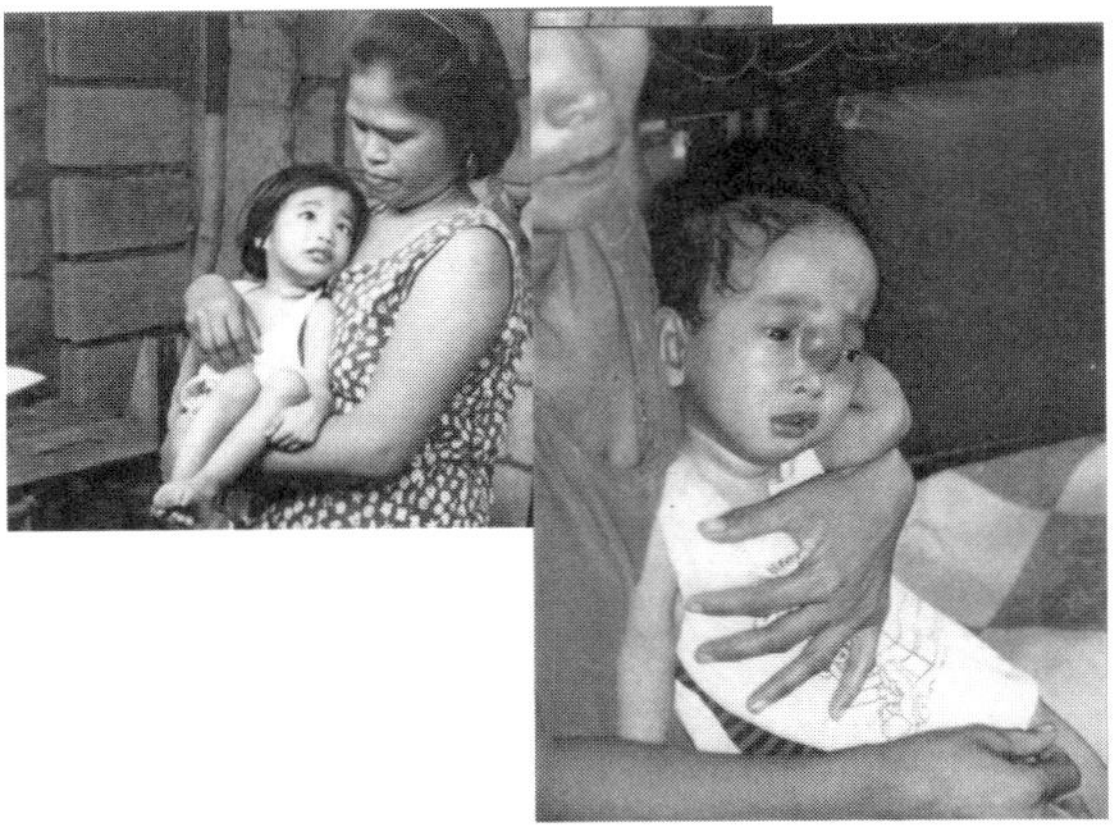

が、これは本当は廃棄物なんですね。放射能を持っているものの廃棄物なんです。あれは比重が非常に重いので、弾丸の頭に比重の重いのを付けると、爆発した時の鉄板の貫通力が出てくるわけです。だから、イラン戦争とかイラク戦争で使われるんです。今も使っているかもしれませんが。

戦争のあとは、結局はくず鉄にもならないわけです。放射能を帯びてますから。そういうのが砂漠に延々と続くわけです。これをこそっと住民が使っている。正式には使えないわけです。放射能を帯びている兵器ですから。

これはフィリピンの元アメリカ軍の基地の話なんですけれど、基地には環境基準がないんです。例えば沖縄で基地が還ってきても、どんな汚染があるかまったくわからないのではないかと思います。以前、フィリピンのピナツボ火山が爆発したんです。難民が二万人出たんですが、この二万人を基地に仮のテントを立てて住まわせたんですね。ところがここがすごく汚染されていたんです。そこでいろいろな赤ちゃんが生まれたんです（写真４）。私は呼ばれて行ってどうだって言われたんですけれど、よほどきちんとした疫学調査をしない

写真５

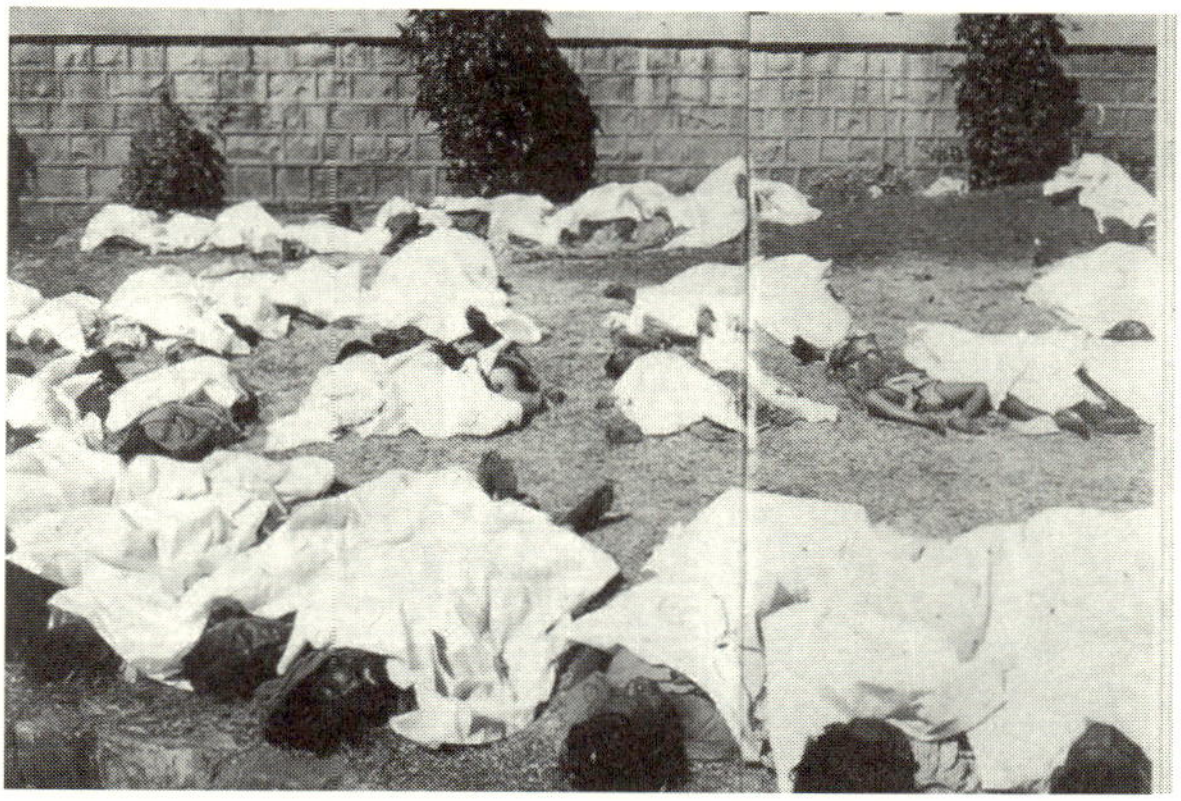

と証明のしようがないんですね。私は何の力にもなれずに、ショックを受けて帰ってきたんです。

絶対安全はありえない

それから、インドのボパールという中部の都市に農薬会社があったんですね。アメリカ資本の農薬会社なんですけれど、一九八四年一二月二日、この農薬会社が爆発したんです。二〇〇〇人と言われますけれど正式な数はわかりません。二五〇〇人とかも言われますが、たくさんの人が一晩で死んで五万人が中毒になったと言われているんです。そんなのを農薬工場と言うかということです。軍需工場、毒ガス工場じゃないか。

この工場には五種類の安全装置があったんです。この五つの装置が同時に動かなくなる確率は天文学的数字なのですが、これら安全装置がその夜すべて動かなかったんです。ということは、絶対安全なんてことはあり得ないんですね。今度の原発事故を見た時に、私たちも毒されていて、安全だ、安全だと聞かされていてたくさんの安全装置があるんだと言われていたんだけれど、ここで私たちが学ぶことは、五つの安全装置が同時に動かなくなると

写真 6

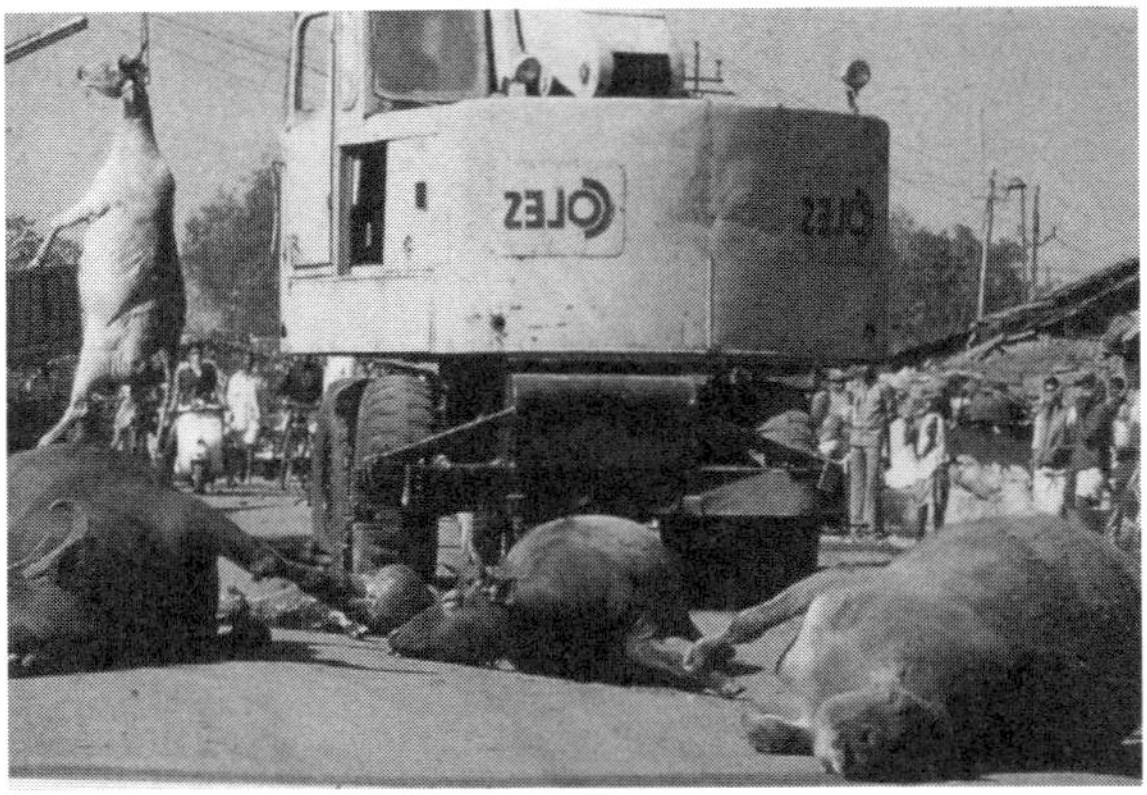

写真 7

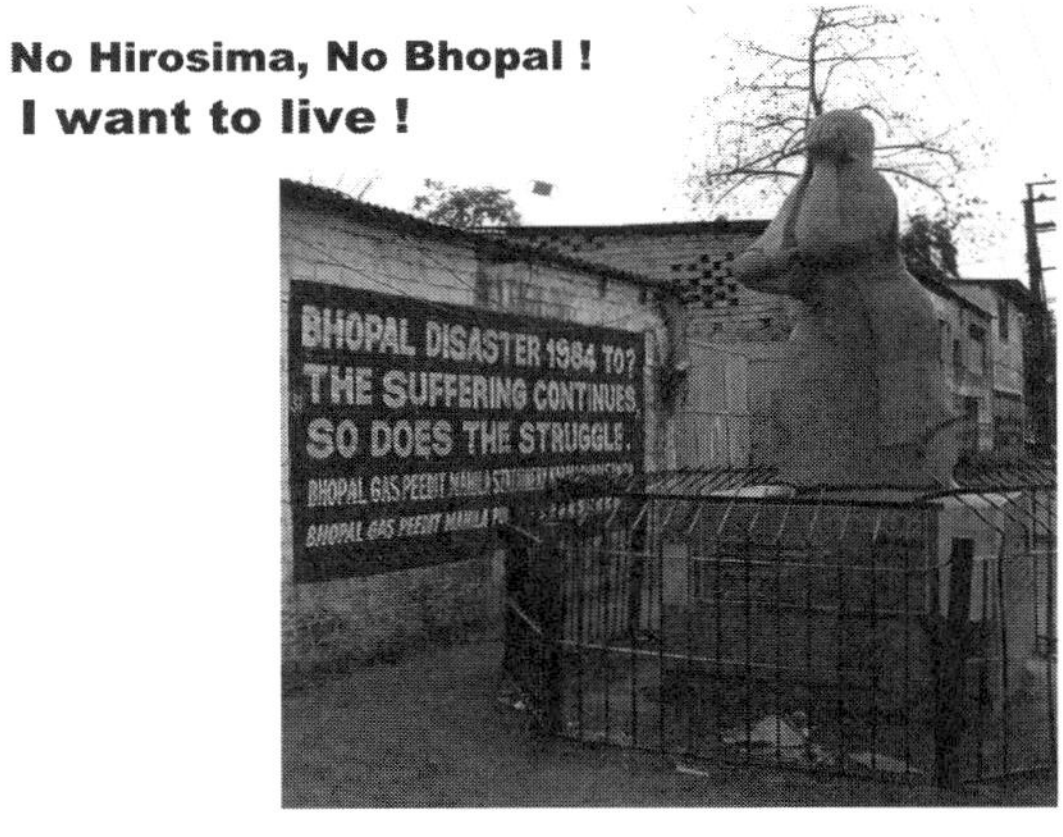
No Hirosima, No Bhopal !
I want to live !
BHOPAL DISASTER 1984 TO?
THE SUFFERING CONTINUES,
SO DOES THE STRUGGLE.

いうことは天文学的数字でも起こるということです。安全性は確率ではないということです。

工場からガスが流れて、みんな死んでしまいました（写真5）。牛も死んでしまいました（写真6）。

アメリカのユニオンカーバイドという会社です。この周りに貧民街があって、どれだけ死んだかわからないんです。

写真7は死んだ赤ちゃんを抱いて悲しんでいるお母さんの像が現地に建っているところです。

この下に書いてあるのはノーヒロシマ、ノーボパールです。私たちは生きていたいという言葉が書かれています。

私たちは科学技術を過信して、科学技術のためにたくさんの恩恵を受けていますけれど、その反面非常に危険なことをしているんだということを物語っていると思います。

＊

三角　ありがとうございました。大変感銘深いお話だったと思います。

II部

リレートーク

三角　続きましてパネラーの方々に、みなさんのこれまでの報告を受けて、いかにあるべきかという点でお一人ずつご発言をいただきたいと思います。それでは矢ヶ﨑先生からお願いしたいと思います。

矢ヶ﨑　被曝ということに関しまして、私どもはいろいろな経験を積んでいます。広島、長崎で原爆を受けた後、アメリカの核戦略として内部被曝を隠すという操作があって、これが今もなお世界の被曝の見方を支配しています。ＩＣＲＰという組織に代表されますけれども、これがずっと「内部被曝隠蔽」の支配的な役割を果たしている状況です。

原爆を受けて多くの原爆症の皆さんが、原爆訴訟で内部被曝に起因する疾病を、「放射線からの起因であることを確認せよ」というたたかいをしました。それから、ビキニの災害ですけれども、第五福竜丸の乗組員だけが「被曝をした」という観点で治療を受ける対象になりました。しかし、日本から一〇〇〇隻以上マグロ漁船が出たと言われており、その乗組員は一切被曝した事実から排除されています。これらの漁船が獲ったマグロについては放射能検査がありましたが、乗組員の健康管理は一切行われていません。そういう状況であります。

また特徴的なことは、我々はチェルノブイリ事故を経験したわけですけれども、ヨーロッパ放射線リスク委員会(ＥＣＲＲ)という科学者集団が活躍しました。内部被曝を消し去っているＩＣＲＰに「間違っている」と、抗議する科学者たちが集まって、きちんと内部被曝を含めた被曝を被曝として評価する学界を作り上げています。チェルノブイリでどういうことがなされたかというと、ＩＣＲＰの関係者、日本にはその代表格に重松逸造という人がいますが、日本アイソトープ協会の会長、放射線影響研究所の所長、ＩＣＲＰの委員、ＤＳ86の監修責任者、そういったものを歴任してＩＣＲＰを代表しているような人物です。この人がチェルノブイリでＩＡＥＡ、国際原子力管理委員会の調査依頼を受けて、チェルノブイリ事故に関する報告を委員長として報告しています。どんな報告をしたかと言いますと、「住民は放射線が原因と認められるような障害を受けていない。最も悪いのは放射能を怖がる精神的ストレスである」。

それ以後、ＷＨＯ、ＩＡＥＡといった国際機関は、ＩＣＲＰの基準を使っているんですが、患者群が見つかるとすぐさま、「これらの患者は放射線が原因であるとは確認できない」という声明を発表して患者切り捨てを行っています。この結果が、国が言っている「年間で一〇〇ミリシーベルト、それ以下の記録はほとんどない」、「それ以上は急性症状があり得る」ということの根拠になっています。一〇〇ミリシーベルト以下の記録は曖昧であるというところは、ＩＣＲＰがまさに現実を見ない、仕組まれている組織であることの証明です。そういう虚偽の世界の支配を維持しようとしているという役割を果たしています。

これに対しまして、ヨーロッパ放射線リスク委員会はどういう調査をしているかというと、調査する患者群、それと被曝していないことが証明される対照群、その統計的な差を取って、どういう差があるのか、それを非常に小まめに研究しました。それで例えば、ＩＣＲＰが全然問題にしないチェルノブイリ三〇〇キロ以外も調査対象にしているんですが、イギリスのウェールズやスコットランドで、チェルノブイリの放射性降下物を浴びた時に、お母さんのお腹にいた子どもが、降下物を浴びなかったお母さんたちの子どもたちに比べて、三・八倍の小児白血病が出ているというようなたくさんの結果を報告しています。今、国が限度値以下は「安全だ、安全だ」と言っている背景には、データを隠蔽するということが明確に行われています。この内部被曝を隠蔽するということが、原爆被害者を六八年にわたって苦しめてきた、「被爆者認定基準」に反映しています。

福島を見る時に、今までの状況の違いをまず言わなければなりません。すでに、ICRPが果たしてきた歴史的な操作が暴露されており、ヨーロッパにも強力な、科学的に被曝を捉える集団が表れています。福島はこの非常に大きな被曝を、どんなふうに結果を出していくかということが、未知の恐怖として待ち受けていますけれど、今までのように症状が表れて気が付いてからたたかいが始まるというパターンを避けて、あらかじめたたかいを設定していくという可能性があります。そういう意味で歴史的な教訓を今に生かしていかなくてはいけないと思っています。

今日の発表、いろいろな水俣病の調査や被爆者の調査の結果などを見ていますと、現実をきちっと押さえるということが大事だということを、改めて痛感しました。今の支配的な科学者集団が事実を無視する、それに対してどういうふうに答えたというのは、やはり具体的な確認をもってたたかっていくという、まさに現実を押さえるということが、絶対的な根拠になるわけですから。そういう意味で今日の集会のいろいろな事例を生かしていくことが必要だと、強く理解した次第です。

三角　ありがとうございました。

山口さんにお話を伺いたいと思います。水俣病において、加害企業チッソに対する国の関与のあり方というのはこれまで、県債方式に見られるように、背後に退いて直接的な責任はとらないというもので、チッソにいたっては分社化で消滅するのではないかということで問題になっています。福島原発において、今後東電と国の責任はどうなるのかという点に関して、水俣の教訓を踏まえてどのように考えるべきなのか、山口さんからご意見を伺いたいと思います。

山口　損害賠償のシステムについて語る前に、水俣に比べて福島は損害というものの確定が非常に難しいというのが相違点と思います。例えば、漁師さんが漁に出られなかった損害にしましても、船が壊れて出られなかった期間とか、網がズタズタになって出られなかった期間、これは地震津波によるものではないかという切り分けになり得ます。出漁態勢が整ってからどれくらいの期間漁ができなかったか、そこが原発事故に起因する損害の対象になってくるという考え方です。そういう意味では関係者の間で複雑な整理がこれから必要になってくると思います。

そういう点はありますが、今、政府が国会に提出しています「原子力損害賠償支援機構法案」に基づく賠償システムの構図は、水俣の補償システムと非常によく似ていて、共通する問題点もはらんでいると思います。

水俣病の場合はチッソに補償金を払わせる形をとりました。まず熊本県が県債を発行して補償金をチッソに用立ててやる。国はその熊本県を後ろで支えるというやり方をとったわけですね。チッソに払わせるというのはＰＰＰという汚染者に支払わせる原則があるためとされましたが、一方では国が前面に立たないで済むという構図でもあったわけです。二〇〇四年に最高裁判決で行政責任が確定されるまで国はずっと水俣病に関する責任を認めませんでしたので、そういう意味で補償システムのなかで国が前面に出ないという構図に、国としては一つの意味があったのであろうと思います。

ところが、この構図が逆立ちした論調を生んで来ることになるわけです。チッソが払うことになるわけなので、「チッソがつぶれてしまっては、何の補償も受けられない」という空気が生まれ、補償水準をチッソの払える範囲内に押しとどめようという作用も働かせたのではないかと思います。現に水俣病認定審査会委員の一人はかつて、「チッソの支払能力のことを考えないかというと嘘になる」ということを明かしたことがあります。

こういう構図でチッソ支援策が次々と打ち出されて、被害者よりチッソを生かしておかないと被害者が救済されないんだというロジックで、原因企業の救済を優先させるような逆立ちした現象が起きてきました。チッソを生かしたうえで、さらに特別措置法による分社化で将来的に水俣病の責任から逃れ得る道も用意されたということです。

一方、今回の福島原発の賠償システムですけれど、原因企業の東電が支払いの窓口になるという点では水俣病と一致しているわけですね。国は支援機構というのを作りまして、そこに国債を発行したりして支援をするわけです。電力各社の負担金もその支援機構に入ります。そして東電を支援して東電から払わせるという形なんですね。ですから、「東電がつぶれてしまったら元も子もないじゃないか」という空気をつくる心配があるということですね。

肝心なのは、東電が一四兆円とも言われる総資産を持っているわけですから、それを吐き出させることです。仮にその結果として破綻したとしても、それは社会に甚大な被害を与えた企業が市場から退場させられるということであって、その場合は国が責任を持って被害者救済にあたればいいと思うんです。発電事業は破綻しても継続できます。JALを見れば分かる通りです。原因企業を生きさせるということを前提とした補償システムになった場合、原因企業の体力の範囲内で対応すればいいという方向に働きかねません。

菅首相も賠償について「一義的には東電の責任だが、原発が国策であったことも事実で、最後まで国は責任を持つ」と言いました。であるなら、東電救済を優先するのではなく、徹底的に資産を吐き出させ、被害者に全面賠償させることを第一にすべきだと思います。

一九六一年に制定された現在の原子力損害賠償法は「被害者の保護」と「原子力事業の健全な発達」をうたいながら、大きな天災地変の場合は電力会社を免責するとともに、国にも一二〇〇億円を超える補償責任は義務付けていません。つまり、電力会社と国にとって責任をあいまいにする都合のいい法になっています。そうした法体系の見直しも不可欠だと思います。

福島でタクシーに乗った時に、運転手さんが「もし電気料金に上乗せするんだったら、我々ではなくて、東電の電気を使っている関東の人たちの電力料金を上げてほしい」と言っていました。このことは責任には順番があるということを意味しているんですね。そういう意味では今回の賠償責任の順番は、まず東電でありそれに並んで国がある。その次に東電と同じように安全対策にお金を使わずに利益を享受してきた電力業界があるでしょうし、それから東電を支えた金融機関、株主、社債の引き受け手、こういったところの責任もあるでしょう。国民負担という議論に行く前に、責任の順番の議論というものを押さえていかなくてはならないと思います。

それでも、最終的に国の負担というものが国民の負担となって跳ね返って来ることもあり得るわけです。B型肝炎で言っても救済に約二兆円かかります。それは国民負担を伴います。ですから、国が間違えたら国民負担に跳ね返るんだということを認識し、国民は日常的に国を監視し発言していく姿勢が大事だと思います。原発問題にとどまらず、国民は傍観者ではなく、文字通り主権者として振舞う必要があるということを示しているのではないでしょうか。

三角　ありがとうございました。

続きまして牟田先生にお願いしたいと思います。福島県は今回の原発事故をふまえ、二〇〇万人を対象にして今後三〇年間追跡調査を行うということを発表しています。放射線の影響による健康調査については、原爆の場合と福島原発事故とでは、同じく放射線の影響があるとしても、どの点が共通しており、どの点が違っているのか。プロジェクト04のような原爆症の疫学調査の経験を、福島原発事故の追跡調査にどのように活かしていくのかという点について、牟田先生に報告をお願いします。

牟田　原爆と福島の共通点・相違点で、被曝の仕方ということですが、原爆の被爆者と福島の原発の被曝者とで共通点というのは、放射性の降下物による外部被曝と内部被曝とこの点が共通ということです。異なる点としましては、福島では原爆で見られた初期放射線による被曝というのがないという点です。初期放射線被曝というのは原爆が爆発した瞬間に出てくる放射線で、ガンマ線、中性子線というものです。これは遠くまで飛ぶけれども、まばらにしか電離しないというものです。被曝の線量が原爆に比較しますと、福島の方が低くなっているということですね。福島は三カ月以上経っていますが、まだ収束せずに被曝が続いているということでもわかりますように、被曝を受ける期間が非常に長いですね。こういうところが異なる点だと思います。

追跡調査をしてこれから明らかにするということですが、対象者がどのくらい線量を浴びたかという評価の仕方にも違いが出てきます。原爆の被爆者の場合には、初期放射線という一時的な外部被曝を与えるものですが、それで線量評価をしていろいろな疫学調査が行われているわけです。福島の場合には初期放射線というのがありませんので、放射性の物質、原爆の場合は放射性降下物ですけれども、これにより、低線量ではありますが非常に長期間にわたって、外部被曝・内部被曝という形での線量での評価というふうになってくると思います。被曝の仕方も被曝の線量の評価方法も異なるということで、原爆被爆者で行われたような追跡調査の結果が、そのまま福島での被曝の影響の推定には当てはめられないという可能性があるということですね。福島で調査をしていくことの特別な重要性があるのではないかと思います。

放射線の防護基準というのが、被爆者のデータで作られているのですが、これは内部被曝を反映していないので、これからそういったことも含めて防護基準を考えていくうえでも、福島の調査結果が貴重な資料になりますので、国際的にみても重要な調査になってくると思います。

福島原発事故による被曝の影響を明らかにしていくためには、被曝の影響が見えないと言われましたが、生涯にわたって追跡調査を行って、一般の人と比べて疾患が多く出ているのかどうかということを見ないといけないわけですね。生涯にわたる追跡調査を可能にしていくためには、原爆の場合は原爆手帳というのが発行されていますが、同じように、健康管理手帳というようなものを交付したりして、健康管理と疾患を生じた場合には医療の補償まで行っていくことですね。そこまでやって初めて、生涯にわたる追跡調査が可能になると思います。

福島での原発事故に対して、どのような点に留意すべきかというと、福島では外部被曝線量しか計られていませんが、二〇ミリシーベルト以下の低線量が多いということになります。一年間の累積線量ですが、先ほど言いましたように、原爆の被爆者の調査では被爆者どうしの比較となっていますので、そうならないように、〇・五ミリシーベルト以下の低線量の群を対照にしていく必要があると思われます。

内部被曝の線量も問題になってきます。内部被曝線量を評価していくためにはアルファ線、ベータ線を測らないといけないのですが、それを外から測るのは非常に難しいということがありまして、限界があると思われます。そこで私たちがしたように、症状の変化にも注目していく必要があるのではないかと思われます。内部被曝が関与しているのではないかという急性症状を示すものがかなりあったということでしたので、福島でも同様に内部被曝による、特に子どもとか感受性が高い方、弱い方に急性症状を認める可能性を否定できないと考えます。

公正な調査ということでは、独立した中立公正な調査機関が必要と考えられます。これ以上被曝による犠牲者を生まないためにということでは、一刻も早い原発の収束は当然なんですけれども、原発で働いている労働者の被曝管理対策をやられていないところがありますので、これを徹底していくということが必要だと思います。

一般住民の被曝も減らすための諸対策をとっていくということが必要だと思います。具体的に言いますと、より細かく線量をいろいろな所で計って、線量が高い所——ホットスポットと言われていますが、そういう所を公表していくことが大事だと思います。汚染された土については表土を削って入れ換えるとか、ヒマワリを植えると放射性物質をヒマワリが吸収しますので、それを刈りとれば土壌の改良に繋がると言われています。また農産物・水産物の検査を徹底して検査して公表していくということですね。これから、食物連鎖により魚などいろいろなものに放射線が出てくる可能性もありますので、そこをきちんと検査して公表していくようなことが考えられると思います。

三角　ありがとうございました。

続いて高岡先生に、今回の福島原発事故についての水俣の教訓ということでご意見をお願いします。

高岡　原田先生が水俣と原発事故の違いということで話をされましたが、一番の違いは被曝が現在進行しているということだと思います。被曝の進行を防止するためには、環境中や食品中の詳細な放射線のデータを出すべきなんです。それを出さないと、福島県内もそうですし、全国的にもそうですが、被曝を予防しようがないわけですね。これを国、東電は絶対にやるべきだと思います。許せないという気持ちです。

それから調査のことですけれども、福島県は二〇〇万人に対し行うと言いました。水俣の経験からすると、これまでの国の姿勢を見るに、彼らはしないという方針になると思うのです。それでは、どうして調査するということを言い出したのかというと、水俣病の教訓があったのだと思います。ただ、そういうふうに言わせたことはいいことかもしれませんが、本当にきちんとした調査がなされるのかということもよくみていかなくてはいけないと思います。一つはこの調査のトップに立つと言われている人が、その後住民の多くが立ち退くことになった飯舘村において、三月の時点で「皆さんここに留まってください。健康調査をします」と発言したと聞いています。そういう人がトップに立っていいのかというのは、重大な倫理的問題であると考えます。

調査をすると言っても。何を調査するのか、何を評価するのかということになります。先ほどＩＣＲＰとＥＣＲＲという組織が出てきましたが、ＩＣＲＰという組織は、チェルノブイリの事故による健康障害の評価、原発周辺の小児白血病の問題、劣化ウラン弾の健康影響などについての評価をしていないと聞いています。それが事実であれば一〇〇ミリシーベルト以下では不確定だということを言っていますけれども、一〇〇ミリシーベルトを安全の基準にしてよいとはとても思えません。内部被曝の問題もあります。調査の中で、何を評価するのか、どのように評価するのかということが、非常に気になります。こういうところも私たちはきちんと見ていくということが必要だと思っています。

医学にも不確定要素というものがありうるわけですけれども、そういった際に予防原則をしっかり考えていかないといけないと思います。今の世の中は、「科学的に証明されていないから心配ないんだ」というおかしな雰囲気に持って行かれているわけですね。確かに疎開ということになるといろいろな問題を伴ってくるので大変ということもあるため、予防原則をどこまで適用するかということが問題になるわけですけれども、そのような難しい問題も原則的にきちっと考えていく必要があると思います。

牟田先生もおっしゃいましたが、現時点で低線量被曝による健康障害が起こっているのではないかという声が聞こえてきています。鼻出血や下痢など、普通だったらこういうことがあったら、保健所が病院に問い合わせたりして、どういう状況になっていますかと調べるのが当たり前だと思います。そういうことをせずに、原発のせいかせいでないかということで住民同士に喧嘩をさせてお茶を濁すということは許せないと思っています。

三角　ありがとうございました。
　最後に原田先生にお聞きしたいと思いますが、住民健康調査ということが何人かのパネラーの方から出ました。まずこの住民健康調査を行う場合の問題点・留意点について、先生のご意見をお願いしたいと思います。

原田　おっしゃるように、非常に難しい問題は、健康調査をやればいいというもんでもないんです。いくつか事例もありますが、健康調査をやってどうもなかったという、形だけの調査をして大丈夫だという、不安を取り除くための調査というのがあるんですね。名前が出た重松さんという人はその最たる人で、最後はどこかの教授ですが、土呂久ヒ素中毒の時にも来てパアーと調査してどうもなかったとですね。それをひっくり返すには、何年も、しかも大変な努力が必要でした。やることは反対ではないんですけれども、検診をやることが〝どうもなかった〟ということの口実に使われないようにすることが大事です。

もう一つ私たちも悩むんですけれども、調査が新しい差別を作りはしないかということです。今までも、原爆でも水俣でもそうですけれど、検診を受けていろいろ検査を受けることが何か結婚に差し支えるんじゃないかとか、就職に差し支えるんじゃないかとかいうような、検診をすること、データをきちっととることが、新しい差別を作ることになりかねないという現状があるということをちゃんと押さえておかないと、検診も協力してもらえないということにもなるんですね。それをどうするかということは、みんなで知恵を出して、検診が新しい差別を作らないためにはどうすればいいのかを考えるのが、非常に大きな問題だと思います。それをきちんとしない限り、住民の人たちが健康調査に協力しないだろうと思います。それは水俣の経験からも言えると思います。

もう一つは安全基準ということがあるんですけれども、放射能に関してはもちろん水銀もそうでしょうけれども、人体にとってそれが必要でない以上は全部危険なんです。どっかで線を引いて、線量が低いとか高いとか言ってますけれど、それを安全基準というのがまちがいの元で、これは〝我慢基準〟なんですね。どこまで我慢するかということだと思うんです。放射能は宇宙から飛んで来ていますから、ゼロにすることはできないですね。宇宙から飛んでくるものだって、人体にとってはプラスにはならないわけですね。しかし、止めようがないから我慢しているので、安全基準という言葉に騙されたらいけないのであって、どこまで我慢するのかということではないかと思います。これは私が言っているのではなくて、岩波新書に武谷三男さんの『安全性の考え方』という古典的な本がありますけど、この中に放射能のことが書いてあって、五〇年くらい前ですか、安全性についてこれは我慢基準なんだとちゃんと書いておられます。それを私たち現代人は半世紀も経つのに無視してきたのだなという思いを新たにしています。

三角　健康被害に関する今後の補償問題について、先のことだと思いますけれど、どういうふうに協議をしたらいいのでしょうか。

原田　これは水俣病と一緒にすると困るのは、結果が出るのがすごく先だということです。例えば発がん性の場合、水俣病はいろいろ議論はあったけれども、少なくとも水俣病に特徴的な症状というのがいくつかあったわけです。環境省あたりも科学的にわからないところがあるとか言ってましたけれど、わからないところがあるのは当たり前だけれども、少なくとも救済に困るほどわからないわけではないんですね。

ところが、放射線の場合は、一〇年二〇年先にどうなっていくのかということが必ずしも明らかでない。先ほど原子爆弾の話が出たように、わからないことがいっぱいあるわけですね。そういう意味では、どういう形でリストを作って追跡していくのか、これは被害者が参加をして、オープンにして議論をして決めなければいけないのではないかと思います。いわゆる専門家だけというのはこのような場合あまりあてにならない。

高岡　一つ付け加えたいと思います。先ほど評価項目のところで、ＩＣＲＰという組織は、低レベル放射線の健康影響を評価するために、致死性の癌、遺伝性疾患、ＩＱ低下などの項目のみを評価対象としているんですね。非致死性の癌、幼児死亡、低出生体重児や、もっと底辺の原爆ぶらぶら病なんかは含まれていませんから、より軽い異常はことごとく無視されるに決まっているのです。

もう一つは健康調査の中立ということを牟田先生が言われましたけれども、私は、例えば、牟田先生や矢ヶ﨑先生などが、調査の企画段階から調査員の中に含まれるべきだと思います。

三角　ありがとうございました。
それでは、会場発言を受けたいと思います。一人二分でお願いします。

勝連　今日は本当にこういう機会を設けていただいてありがとうございます。

早速ですが、福島の四基の原発があのような形になるということは、電源装置がダメになった時点でもう終わったと思いました。もしかしたら、今もメルトダウンがひどいことになっているかもしれないという状況で、膨大な量のメルトした物質が地下に向かってどんどん落ちているかもしれないと小出裕章氏はおっしゃっているわけです。この状態で海に放射性物質が今も大量に出ているわけなんですけれども、海の調査をグリンピースあたりがやっているとはいいますが、もっと大幅に、その食物連鎖も含めて、日本国中の食べ物の放射線量の調査等を大幅にやるべきじゃないかということが一つ。

それから今回の福島の放射性物質がもう地球を二周してしまったという話もあります。そうなると、熊本にも避難をなさって来ていますけれど、感受性が強い子どもたちも含めて、初期症状が現れた場合、こんな症状が出たら気をつけなさいというようなことを、アドバイスいただければと思います。その場合どこを窓口にしたらいいのか、そこら辺のところをよろしくお願いします。

高岡　初期症状についてですか。原発事故というのはどういうことが起こって来るかわからないというのを聞いたことがありますけれども、将来のことについて、私自身答えることができないわけですね。チェルノブイリが起こった時に、ウクライナから遠く離れたドイツとかフランスでも健康障害が問題にされたわけです。その距離から比べれば熊本はもっと近いわけです。放射能の放出がまだ止まっていないことを考えると、影響はもっと大きくなるかもしれませんね。大なり小なり全国民が、被曝を受けざるを得ないという環境にあるのだなというふうに思っています。

初期症状が本当にいろんな報告されているのを私自身の目で見ていませんので断言はできません。「チェルノブイリの架け橋」という団体が、ネットでこういう症状が起こらないか注意しましょうというリストを出していたと思います。情報としてそういうものを見られたらいいと思います。それから、内部被曝の予防については、空間線量を測るものとは異なる、別の器械が必要です。調べましたけれど高いものでは一〇〇万円は下らない。核種を測定するものでは数百万円以上という値段ですから、やはり行政とかがちゃんとやるべきだと思います。

三角　他に。菅先生お願いします。

菅　ノーモア・ミナマタ訴訟と原爆訴訟、両方の弁護団に入っております弁護士の菅です。今日は大変勉強になるお話をありがとうございました。

水俣病の裁判の経験ですが、因果関係がなかなかわからない場面があります。既にわかっている部分も多いんですすが。因果関係の立証には原因物質をどれだけ摂取したかという曝露のデータと症状のデータと付き合わせることが大事なんです。水俣病では、今まで被害が及んでいないとされてきた地域について、昔だったら取れたはずの曝露のデータが、時を経た現在では取れなくなっているという問題があるんですね。福島でも、症状の方の健康調査はもちろん大事ですが、今日の先生方もご指摘された食品による内部被曝も考えますすと、曝露の方の調査もきっちりやっていくことが本当に大事だと思っています。本当に想像以上に被害が広く及ぶことがあるので、福島県民だけでなくもっと広い範囲の健康調査も必要なのかなと経験から思っています。

調査の体制も大事です。名前の出た重松逸造は、イタイイタイ病でも裁判で否定されたビタミンD説を国が復活させようとしたのに加担したいわゆる御用学者ですが、放射線の方にも登場してたんですね。調査にはきちんとした学者が入ること、住民に情報公開をして監視すること、その体制が必要だと思っています。

水俣病は現にバタバタ人が死んでいく状況があったので、不知火海の魚を食べるのを禁止すべきだったという議論になりましたが、福島原発の場合には健康被害はまだ現に出てはいません。将来は出る危険があると言われている。こういう場合予防のためにどうするのか、社会全体できちっと考えていく必要があると思います。私自身結論を持たず悩ましく思っています。

原田先生が指摘された差別の問題は、福島でも解決のネックになっていくと思います。水俣で解決を困難にしているのは、加害者に差別を利用・助長され被害者が分断されたのも大きな原因だったと思いますが、そういうことも福島の皆さんに伝えていくことが大事かなと思いました。

三角　花田先生どうぞ。

花田　熊本学園大学の花田です。今日は大変勉強になる話をありがとうございました。

一つ気になるのは、お医者さんばっかりでよかったのかなと思います。それと水俣の教訓といろいろなところで言いますが、水俣の資料館に行きますと、水俣の教訓を福島に生かすんだと大きくドーンと書いてあるんです。個人的に水俣にかかわって四〇年になるんですけれど、そんなこと言えるのかなというふうに思うんです。原爆終息してないですよ。教訓語るときじゃないですよ。水俣終わってないですよ。何の教訓語るんですかって、学者離れて思うんです。先ほどから重松の名前が出ていますけど、国立水俣病研究センターだった「滝沢何某」っていうのがいるんです。この人があの事故が起きて一週間後に、生体間濃縮は起きないって朝日新聞も書いていましたが、この人は国側の専門家として出てきて、水俣の中でやって原発にも出てくる。そういう人を個人名挙げて一人一人叩いていかないといけない。上品にやっていたらダメですよ。だって、高岡、原田とかって「悪の権化」になってる。この先生方チッソに入れないですよ。

もう一つ、水俣の教訓と言ったときには、もう少しスパンの長い話をしなければいけないと思います。水俣の被害者、原発の被害者、加害者と被害者の立場の変わりようがないですね。我々原発作れない、我々工場作れない、住民が加害者になり得ない。これは飛行機事故と違うんだということをまず押さえておかなくてはならない。不知火海の住民漁民は逃げられない。福島も逃げられなかった。そういうところから出発していかないといけないですね。国の対応において専門家が加わるということがいろんなところで起きているんですが、そういうところできちっと押さえておく議論をしなくてはいけないと思っています。

私はなかなか行けなかったのですが、四月半ばになって陸前高田から福島県のいわきまで車で回りました。四月の半ばに障害を持っている人のグループに入りました。家族の中で流された人もいるグループですが、三月一一日に原発事故が起きて、福島、いわきもダーッと半分ぐらいの住民が逃げていったんです。その時に逃げられなかった人がいるんです。重度の障害を持っていて、毎日ヘルパーが来てくれないと呼吸器をつけているので生きていけない。そのヘルパーが二人残ってずっと支えていたんです。水がない電気がない。かろうじて呼吸器は自家発電で出来ました。「これ以上生きていけない」と三月一七日に車五台連ねて逃げた。最初、放射能が恐くて逃げたんだと思ったんですけれど、違うんです。在宅の障害者高齢者は人がいないと生きていけないんだけど、ヘルパーが逃げた。逃げたヘルパーを責めることはできない。一カ月ぐらい経ってようやく人が戻って来たんですけど、原発の事故ってそういうことを作っていくんですね。単に放射能を浴びてということがだいぶわかったんですけど、それだけではないというところまで視野を広げる必要があると思います。

もう一つ言うと、みんな丸ごと被害者だと思いますけれど、必ず意見の分断が大きくなる。漁業者と直接健康に被害を受ける子ども、あるいは業者等と、それに対して先ほど原田先生は差別も、水俣で経験しているんですよね。その視点というのをきちっともっておかないといけないないと思っています。中途半端ですみません。こんなことを考えています。

三角　ありがとうございました。

勝連　もう一言だけ。いろんな被害の話が出ているんですけれど、もともと地震国である日本に原発は無理だということはわかっていたんです。原発がこうなるということは想定外ではなく想定内だったということを認めてこなかった国や、お金が欲しかった行政があったということを、私たちは忘れてはいけない。そういう人たちが九電の原発の再稼働を早くも認めようとしている、今の動きも見ていかないと、第二第三の福島が起こってしまうというところに来ています。再稼働を止めていけば来年の四月までに原発は全部止められる。これ以上の被害を出さなくて済むということを伝えたくて発言しました。

まとめ

三角　ではシンポジウムのまとめをしたいと思います。

1　本日のシンポジウムでは内部被曝を見ることの重要性が指摘できたのではないかと思います。現在の原爆症についての国の基準は内部被曝を無視して、被爆者の被爆の実態を過少評価してきました。福島原発事故による放射線の影響という点では主に内部被曝が問題となるのであり、にも関わらず今回の事故についての政府の発表は外部被曝による被曝線量の基準となる数値を問題にしており、今回の原発事故による被曝の実態を明らかにしていません。また政府のこのような情報提供は情報操作ではないかということがいえるのではないかと思います。実際にこのような誤った情報によって新たな被害を受けたと思われる人が多数存在しているのではないかと思われます。本日のシンポジウムでも政府の国民に対する情報提供に大きな問題があったという指摘がありました。

2　被害を過小評価しているという点についても、水俣病の場合と同様の問題があると思います。水俣病では被害を過小評価して、出来る限り被害を小さく評価しようとしました。その典型が水俣病の認定基準です。この認定基準によって、多くの水俣病の患者が切り捨てられ、公式確認後五五年もたつのに、いまなお水俣病は解決出来ていません。本日のシンポジウムでは福島の原発の問題を考える際には、被害を被害としてそのとおり見ることの重要性を指摘できたのではないかと思います。

3 今回の原発事故による被害というのは、大きく言って①産業被害②健康被害に分けることが出来ます。産業被害には農業、漁業、その他さまざまな職種における被害です。それと一般住民が住んでいるところを退去せざるを得なかったとか、そのことによって生じる諸々の被害、それは精神的な被害も含めてある程度現時点でも金銭に評価することが出来るもの。それと健康被害です。産業被害については現在その損害をどのように評価するかということで、そのための法案づくりなどが行われていいます。

4 問題は健康被害です。本日のシンポジウムでも指摘がありましたように、放射線被害はたとえばガンの場合であれば今後三〇年という期間の経過を見なければわからないという問題があります。しかもガンには特異性がなく、はたしてそれが原発事故による放射線の影響なのか、それともその他の要因によるものなのかは鑑別不能ではないかという問題があります。

その意味では今後被曝した人に長期間における健康調査が必要になるという点については今回のパネルディスカッションでパネラー全員が指摘していたことだと思います。問題はどのような方法でその健康調査を行うかであり、本日指摘がありましたように原爆手帳のような手帳を一定地域の住民に対して交付して無料で健康診断を実施して、データをきめ細やかに集積していくこと、そしてそれは今後三〇年間のスパンで実施していく必要があると思います。

5　本日のシンポジウムでは東電の責任と国の責任という点でも報告がありました。今回の原発事故による被害は産業被害だけでも数兆円にのぼると思われますが、健康被害これはたとえば今後三〇年とかいう期間の経過をへて問題になりうるものです。私たちは三〇年後の東電及び国の責任という視点を忘れてはいけないと思います。

水俣病では加害企業チッソに対して、国が背後にいて金融支援をするというかたちで、いわばチッソを隠れ蓑にして金だけ出すというかたちで、責任のがれをしてきました。これは関西訴訟最高裁判決で国の責任が確定した以降も全く変わっていません。それどころか、特措法では加害企業チッソを分社化して、チッソが消滅する可能性が指摘されています。今回の原発事故により、東電及び国は原発事故によって被害を受けた全部の被害者に対してその全被害を賠償すべき責任があります。決して水俣病のようなあいまいな責任のとり方を許してはいけないと思います。

現行の原子力損害賠償法では必ずしも国が直接法的責任を負担するようにはなっておらず、今後は東電及び国に責任のがれをさせないように法改正のための運動を含めて声を挙げていく必要があると思います。

司会　先生方ありがとうございました。最後に閉会の挨拶を原爆症認定訴訟熊本弁護団団長の板井優弁護士からさせていただきます。

板井優　皆さん、大変長い時間ありがとうございました。パネラーの先生方、コーディネーターの三

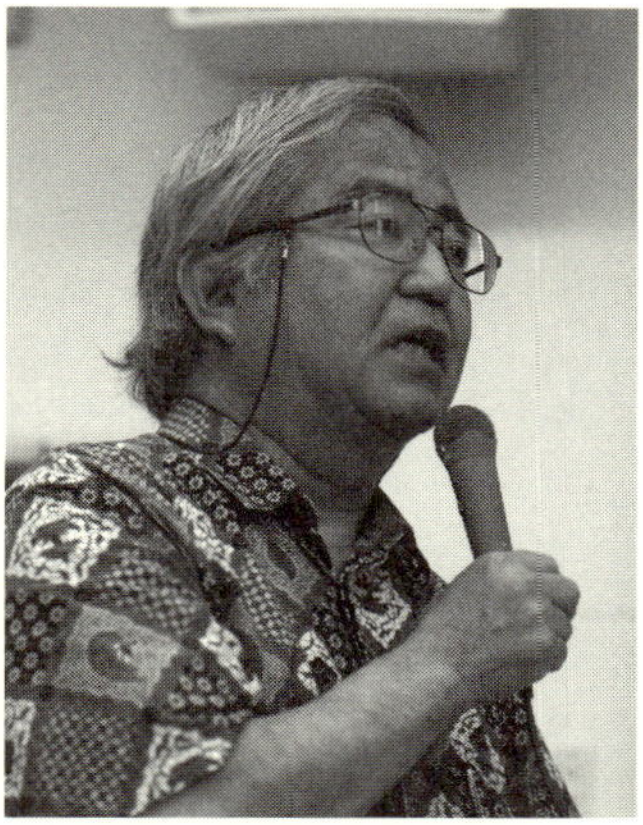
板井　優

角恒さんありがとうございました。

私たちがこのシンポジウムを開こうと思ったのは、放射線影響研究所が、福島の人たちを今後三〇年間にわたって調べると言ったことがきっかけでした。いよいよ被害をどう捉えるのかという時期が来たのかと思いました。わが国の原子力発電推進政策をしようとする人たちが、被害を大きく見せるつもりがあり得るのだろうか？　むしろどうやって小さく見せるのかという議論を始めていくだろうと思ったわけですね。

水俣の教訓とか原爆の教訓というのはそんなに細かいことではなくて、要するに、きっちり被害調査をしないと解決まで長くかかるよという程度のつもりで言っているわけです。そういう意味では、本当に被害の実態にあった調査をきっちりするのかどうか、そのことが今私たちに問われているのではないか。私たちがどんどんものを言っていかなければ、被害調査の内容が曖昧にされるのではないか。気が付いた時にはどうしようもない事態になっているのではいけないのです。

皆さん方の中には、被害地域が一〇キロ・二〇キロ・三〇キロと同心円で表示されることに、特に疑問を持たなかった方も多かったと思います。しかし実態を調査すると、キロ数は関係ないのです。被害の同心円に含まれない飯舘村も入っています。私たちは被害実態調査したことをきちっと公表しろという立場です。声を挙げる人たちがいなければ、被害調査が好き勝手にされてしまうという恐れがあります。

　私たちが被害調査の方法に対してどのように考えているのかということだろうと思います。私たちは今日初めて被害調査のあり方に問題提起をしているのですが、今日の成果をブックレットにしまして、主に東北地方に配布しようと思っています。放射線汚染を受けている方々がどういうふうな気持ちで受け止めるのかそれはわかりません。

　私たちとしてはただ被害を隠すのではなくして、徹底して明らかにしていこうという世論が生まれることを期待しています。そういう思いで今日のシンポジウムを開催しました。

　もう一つだけ述べておきたいのは、最近、水俣市長が鹿児島県川内市の原発がいよいよという時に備えて、避難計画を作っているのだということを答弁しています。事実、水俣市にあるシラス台地は鹿児島の桜島の火山灰で出来たものです。その途中に川内原発があるのです。水俣市としては大変なことになると考えているわけです。また、七月一日の水俣市議会において、超党派で原発以外の政策に転換を求める決議を挙げたということですが、私たち熊本に住む者たちにとっても川内原発の危険性は現実の問題であろうと思います。そういうことも含めまして、いろいろな人たちがいろいろな発信をしていくことが重要なことだと思っています。

　今日は本当にありがとうございました。

Ⅲ部

特別寄稿

1　ノーモア・ヒバクシャ！

熊本県原爆被害者団体協議会事務局長　中山高光

被爆者の中山高光といいます。一六歳のとき、長崎造船所造機設計ビル五階のガラス窓越しに、浦上の上空で小型太陽のように燃える長崎原爆に遭遇しました。「ピカ」と言いますが、一瞬ではないです。六～七秒も燃え続け、そのあと「ドーン」と物凄い爆風でビルが揺れ、窓ガラスが吹き飛び、室内の文書や書棚が吹き飛ばされました。窓際の人はゴマ粒のように砕かれたガラス片でザクロのように切り裂かれ、血だらけになって倒れました。

夕刻になり、私の居た浦上寮メンバーで浦上に入りましたが、寮は全焼し、多くの友人は黒こげになっていました。その夜は爆心地の畑の中に野宿しました。全てを失い、着替えも食べる物もなく、八月一三日夜に長崎を離れました。

それから一〇日してノドが腫れ、下痢を起こし、熱が出て医師の診察を受けましたが、「原因不明」ということで二カ月休みました。その後は様々な病気をしながらも、「核兵器をなくせ、原爆被害に国家補償を」の運動を生き甲斐にすることで頑張り続けています。

原爆被害をもたらした最大の責任は、核を使用したアメリカ政府にありますが、アジア・太平洋を

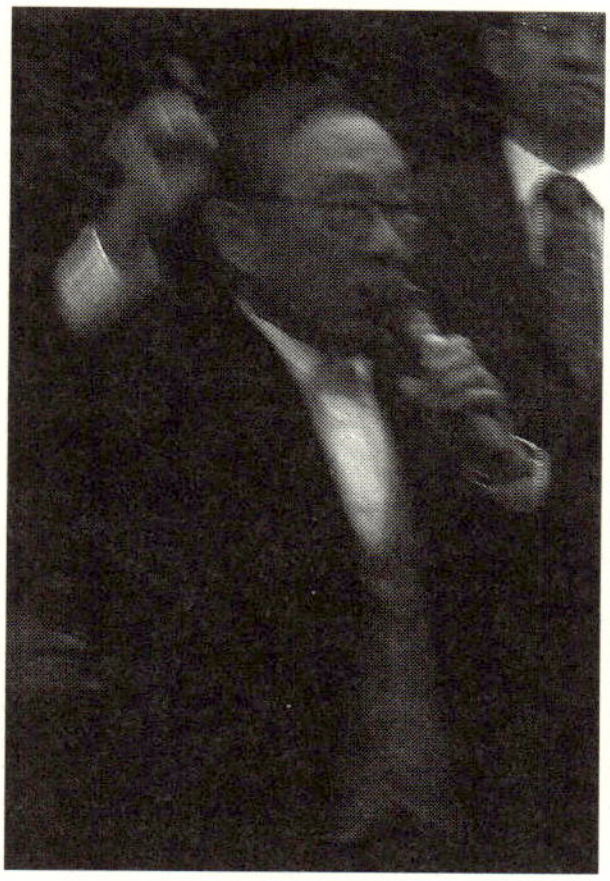
中山高光

戦場に変え、二〇〇〇万人の犠牲を出した戦争を開始した日本政府の責任も重大です。特に、真珠湾攻撃の結果でアメリカが参戦し、最後は原爆投下でこの戦争は終ったのです。だからアジアの多くの人びとは「原爆が投下されて良かった、あれで解放された」と原爆投下歓迎です。

日本政府は、原爆を「特殊爆弾」と伝え、放射能被害も伝えず、多くの被爆者が初期放射線だけでなく、残留放射能による長期間の内部被曝に曝されたのです。ビキニ水爆実験の被災で高まった原水爆禁止運動により、ようやく被爆者対策が取り上げられましたが、アメリカが作ったＡＢＣＣは、「日本の被爆者に放射能の影響はない」と放射能被害を否定し、日本政府もこれに追随しています。原爆症認定訴訟の中でも、厚生労働省の役人が、法廷で「貴方は放射能被害は受けていない」と平然と言い放つ現状なのです。

福島原発被害でも、このような政府と電力会社が相手であることをしっかり見極め、①放射能被害は長期にわたることを覚悟し、②被害を生んだ相手はしぶといことをふまえ、被曝記録を必ず自分で記載し、③被害者の自主組織と支援の全国組織をつくり、「核兵器も原発もない世界をめざす」長期の運動が必要と思います。社会を動かし、自らの心と体を動かし、それを健康維持の原動力に頑張って欲しいと願っています。お互い頑張りましょう。

2　原発事故にミナマタの教訓を生かす

水俣病不知火患者会会長　大石利生

私たちノーモア・ミナマタ国家賠償等訴訟は、皆様方のご支援をいただきながら、去る二〇一一年三月二五日、熊本地裁において被告国・熊本県・チッソとの間で和解が成立し、五年半におよぶ訴訟は終結いたしました。五年半におよぶ闘いにおいては、全国の支援の方々のお力添えをいただき、ここまで到達できたものと心より感謝申しあげます。

訴訟の終結により、原告団としての活動は終結いたしますが、患者会としては引き続き活動を継続していきます。「すべての水俣病被害者の救済」が私たちの目標です。「不知火海沿岸住民の健康調査及び環境調査の実施」、「対象地域外及び昭和四四年以降出生者、居住開始者の救済」、「地域の復興・再生」などの課題に取り組んでまいります。

さて、今回の福島第一原発事故の問題に、国は水俣病の教訓を生かしたのか、生かそうとするのでしょうか。高度経済成長期において、国益と企業利益を優先した結果、有史以来最大の公害と言われる水俣病が引き起こされました。「放射性物質は海で希釈、拡散される。人が魚を食べてもまず心配ない」。これは、今回の事故に際し、政府関係筋から出た言葉です。水俣病の被害が明らかになった

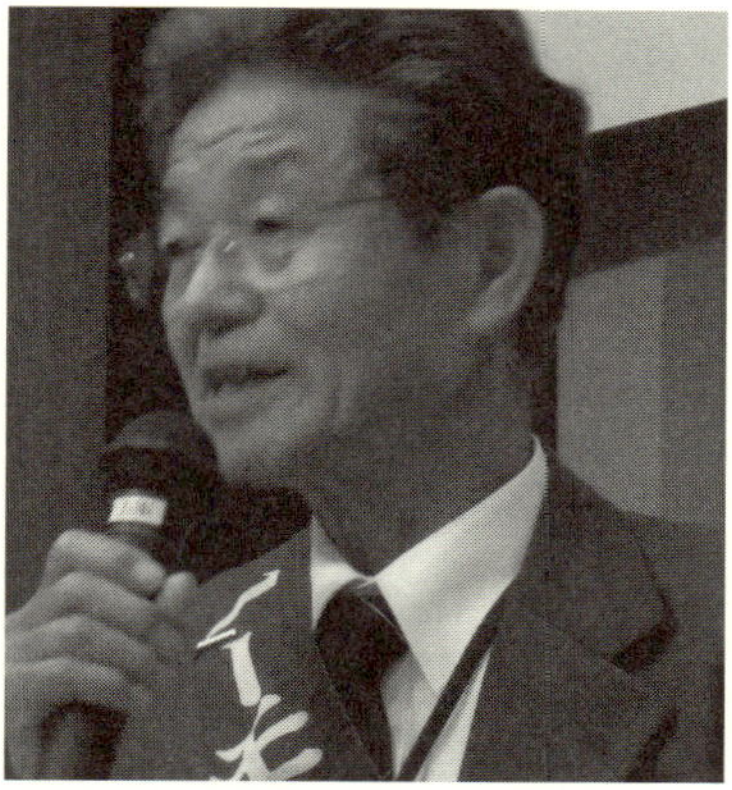
大石利生

時も同じようなことが言われました。構図も似ていて、問題を起こした大企業のバックに国がいます。大企業も国も、問題を隠そうとする。海に流して希釈されたはずの毒物が、生物濃縮によっていずれ人間を冒す。水俣病で私たちは学んだはずなのに、今回も、企業や国、そしてそれを擁護する御用学者によって、そのことがねじまげられようとしています。

五〇年を経過しても水俣病が解決しないのは、発生時に適切な調査、適切な処置をしてこなかったことが大きな原因です。不知火海沿岸住民の健康調査が行われていたら、今の状況のようにはならなかったはずです。私自身、自分が水俣病とはわからずにこれまで生活してきました。今、救済を求めている人達の中には、そういった人達が多いと思います。

福島全県民を対象に、国が主体となった被曝による影響調査が検討されていると聞いていますが、これはぜひとも実施すべきです。しかし、表面的な調査ではいけません。内部被曝の可能性も含めた詳細な追跡調査が必要です。放射線による健康被害がどのようなものか、知らない人が多数でしょう。ひとりの取りこぼしがあってもいけません。

そして、情報の公開です。必要とされる情報は全て公開すること。情報を明らかにしないことで、被害が拡大するようなことになってはいけません。

さらには、風評被害、差別、偏見の問題です。水俣病では、人体被害以外にこういった被害も大きな問題となっています。国は、このような問題にも目を向けるべきです。

福島原発事故問題で、国が福島全県民の健康調査の実施を覚悟したのであれば、不知火海沿岸全住民の健康調査の実施も決断すべきです。あれができて、これができないと言った言い訳は通用しません。

国は、これまでの教訓を生かし、「二度と同じあやまちをくりかえさない」ことを決断することが、迫られています。

3　フクシマにミナマタの教訓をどう生かすか

ノーモア・ミナマタ国賠等訴訟弁護団団長　園田昭人

ノーモア・ミナマタ国賠訴訟は、水俣病関西訴訟最高裁判決（平成一六年一〇月一五日）後も残された水俣病被害者に補償をしようとしないチッソ、国、熊本県に対し、水俣病被害者が賠償を求めて提訴した裁判です。平成一七年一〇月五日に第一陣が提訴し、最終的な原告数は約三〇〇〇人になりました。本年三月に熊本地裁、大阪地裁、東京地裁で和解が成立し、全て終了しました。

しかし、不知火海沿岸住民や県外転出者のなかには、いまでも補償を受けていない水俣病被害者が多数います。水俣病の被害者は何人いるのかという質問に対し、誰も正しい数字は答えられません。また、水俣病はどんな病気かということについても、論争は続いています。昭和三一年五月一日の公式確認から五五年たっても、このような状態です。

水俣病被害者は自分が水俣病かどうかも分からず、あるいはニセ患者呼ばわりされ、二重三重の苦痛を受けてきました。このような事態になったのは、全般的な健康調査、汚染の実態調査がなされなかったからです。それどころか、できるだけ被害を小さくみせようと、原因のごまかしや不当な水俣病認定基準による切り捨ても行われてきました。

ノーモア・ミナマタ国賠訴訟原告団・弁護団は、再三にわたり環境省に対し、不知火海沿岸住民の全般的な健康調査を求めてきました。環境省特殊疾病対策室は当初、「今さら調査しても実態は分からない」と答えていました。最近では、調査の仕方について研究すると述べる一方で、プライバシーがあるので調査には限度があると述べています。

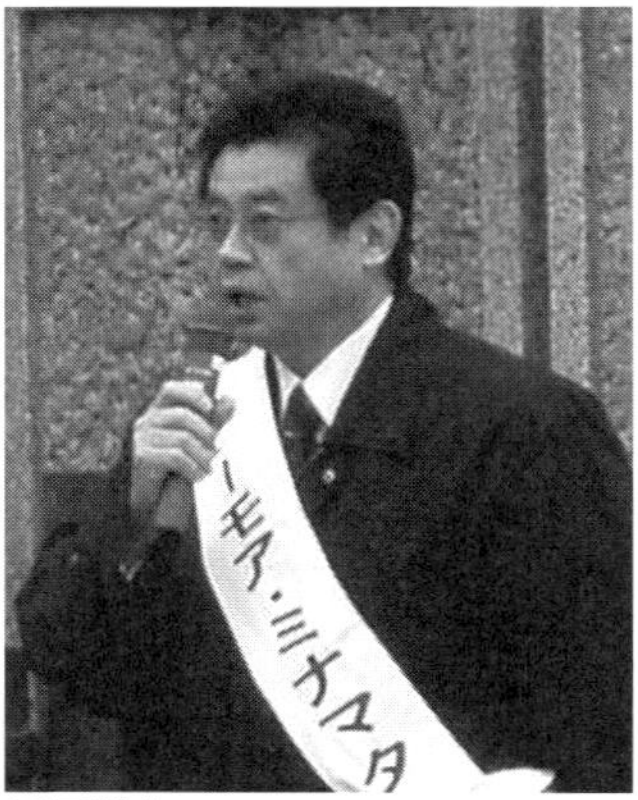

園田昭人

熊本県の潮谷前知事は、水俣病関西訴訟最高裁判決直後には、四七万人の住民の健康調査が必要である旨発言していました。しかし、その後熊本県は積極的な動きはしていません。

福島第一原発事故については、今の時期から広範囲の健康調査、放射線のデータの蓄積が不可欠です。そして、長期間の継続的な調査が必要であり、安易に安全宣言をするべきではないと考えます。そうでなければ、水俣病と同様に他の病気と区別がつかないとして、被害者が切り捨てられるおそれがあります。また、人類全体の課題ともいえる放射線の人体への影響も正しく把握することはできないといえます。

私は、公害、薬害、食品被害などの大規模健康被害については、法律が必要ではないかと考えます。「大規模健康被害の実態調査に関する法律」というような法律です。法律により行政の調査義務を明確にし、調査についての基本原則、公正な機関による調査計画の策定、国民の意見聴取・情報の開示などを定めておく必要があると考えます。大規模被害が生じてから白紙の状態で議論していたのでは後手に回りますし、行政の裁量で不要とされたり、行政寄りの専門家のみで検討されたりして禍根を残すおそれがあるからです。

あとがき

原爆症認定訴訟熊本弁護団団長・水俣病訴訟弁護団事務局長・弁護士　板井　優

二〇一一年五月七日に東京浜松町で、原爆症認定集団訴訟全国連が開催された。

そもそも原爆症認定集団訴訟は、長崎の松谷英子さんが最高裁判決で勝利したにもかかわらず、政府がその松谷英子さんさえも救済しない「審査の方針」を策定したので、集団訴訟の力で政府の原爆症切り捨て政策を転換させるために、全国各地の裁判所で三〇六人が提訴したものである。

私たち熊本の弁護士がこの闘いに参加したのは、水俣病で培った集団訴訟で、国の水俣病患者大量切り捨て政策を転換させた成果を、原爆症問題でも生かそうと思ったからである。

この闘いの結果、連敗した政府は、二〇〇八年三月一七日「新しい審査の方針」を打ち出し、当初二年間は約六〇〇〇人が救済されるという事態となった。これまで、一年でわずか二〇〇人弱しか救済されなかったことからすると、大変な政策転換であった。

しかし政府は、三年目からは徐々に再び切り捨ての方向で政策を転換してきた。これとどう闘うのかという議論をしている最中に、二〇一一年三月一一日、東日本大震災・大津波とともに東京電力福島原発の途方もない人災が起こったのである。

こうした未曽有の福島原発問題の前に、これまで原爆症問題に取り組んできた多くの被爆者、学者、研究者、弁護士が原発問題について発言し、千葉弁護団の秋元理匡弁護士は日本弁護士連合会で原発問題に取り組むことになった。

冒頭の全国連では、近畿弁護団の尾藤廣喜弁護士が「自分たちにも出来ることはないか」と発言し、特に被害調査の問題で積極的に関与することを議論した。私としては、「この際、過去の実績をもとに書籍を出版してこれに関与すべき」と発言した。

これを受け、熊本弁護団会議で、事務局長の寺内大介弁護士から、「熊本で緊急のシンポジウムを開いてはどうか」との提起があり、その成果を書籍にしてこれを広く世に問おうということになった。そして、私たちが伝えるべきことは、水俣の教訓であり、原爆症認定集団訴訟の教訓であった。

わが国では、あの太平洋戦争の国民的惨禍を受けて日本国憲法が生まれ、水俣病などの公害問題を受けて公害根絶・環境保全の大きな世論が巻き起こった。今回の福島原発問題は数十万人が墳墓の地を捨てさせられるのかという未曽有の被害をわが国の歴史にもたらしつつある。そして、その教訓は、ノーモア・フクシマ、原発被害を繰り返してはならないということである。

水俣病問題では、公式確認四八年後に潮谷義子熊本県知事が提唱した不知火海沿岸四七万人の健康調査は、環境省が反対し日の目を見なかった。また、原爆症認定問題では、日本政府は、アメリカの核実験の結果から中性子線やガンマ線の初期放射線の届く範囲（千数百メートル）しか原爆放射線は届かないとされ、「残留放射線、アルファ線・ベータ線による内部被曝は証拠がない」の一言で放射線起因性を否定した。

要するに、わが国の政府は、原爆がピカッと光った時の初期放射線しか問題としていなかったが、原爆症認定集団訴訟で連敗した結果、「新しい審査の方針」において三・五キロまではガンなど一定の疾病について積極認定の対象にしたのである。

しかし、福島原発問題で政府は、核爆発はなく初期放射線が出ていないにもかかわらず、二〇キロ圏内まで避難すべきとする方針を打ち出している。しかし、その根拠となる残留放射線や内部被曝による放射線汚染を政府は認めていないのである。それればかりか、東電や政府はまだまだ被害の事実を隠し続けており、神奈川でのお茶の葉の汚染を見ても本当に汚染された地域が明らかにされておらず、放射能を帯びた汚染水を海に垂れ流したまま、食物連鎖による放射線汚染の実態調査すらまともに行っていない。

私たちは、こうした被害実態を私たちのこれまでの闘いの教訓から徹底的に追及し、被害を前提にした健康調査をすることが歴史的に決定的に重要であると確信している。

今回のシンポに基づく緊急出版はこうした考えに基づくもので、出版にあたっては、杉本由美子さんにはテープおこし、大畑靖夫さんには写真の提供、北岡秀郎さんには編集に当たって大変なご苦労をかけた。この機会に御礼を述べておきたい。

二〇一一年七月一一日

資　料

資料１　案内チラシ（作成・弁護士中島潤史）

NO MORE HIBAKUSHA

緊急シンポジウム

福島原発事故にミナマタの教訓をどう生かすか

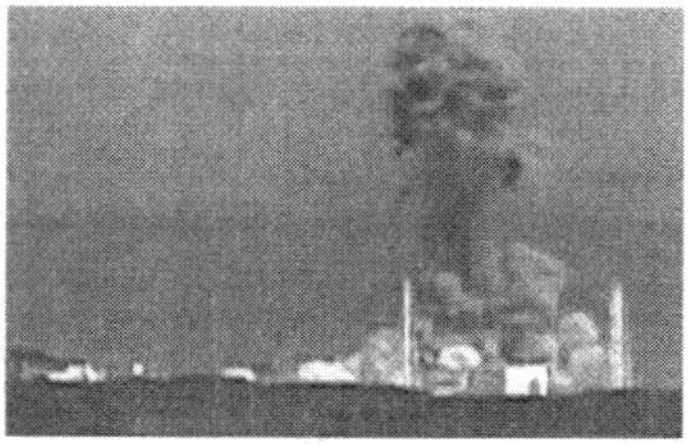

福島原発事故による放射性物質の放出は、政府と電力会社が一体として推進してきた原発政策を根本から問い直すものとなっています。

地域住民や原発労働者の安全対策は十分か。野菜や魚の摂取規制はどうあるべきか。風評被害を含む損害に対し誰がいかなる責任を負うべきか。

国とチッソが一体として引き起こした水俣病を経験した私たちは、福島の原発事故に対し、どのように教訓を生かすことができるのでしょうか。

水俣病や原爆症と向き合ってきた学者や医師、マスコミ関係者と一緒に考えましょう。

報告者

- **原田　正純** 氏（元熊本学園大学教授）
  「ミナマタの教訓を福島にどう生かすか」
- **矢ヶ崎克馬** 氏（琉球大学名誉教授）
  「放射線の内部被曝は軽視できない」
- **牟田　喜雄** 氏（平和クリニック院長）
  「被爆者健康調査プロジェクト04で明らかになったこと」
- **高岡　　滋** 氏（神経内科リハビリテーション協立クリニック院長）
  「メチル水銀の長期微量汚染による健康被害について」
- **山口　和也** 氏（熊本日日新聞論説委員・編集委員）

日時

2011（平成23）年

7月2日（土）

14:00～17:00

（開場13:30）

会場

参加無料

熊本学園大学

427号教室（4号館2階）

※駐車場はご利用になれませんので、ご注意ください。

お問い合わせ

たんぽぽ法律事務所

電　話　096－352－2523

主催／原爆症認定訴訟熊本弁護団　共催／水俣病不知火患者会、ノーモア・ミナマタ訴訟弁護団

NO MORE MINAMATA

資料2　シンポジウム宣言

7．2緊急シンポ宣言
“ノーモア・ヒバクシャ”“ノーモア・ミナマタ”の思いをフクシマへ

地震は天災だが，原発事故による放射能汚染は人災である

東日本大震災は天災であるが，原発事故に伴う放射性物質の大量拡散は，人災である。事故による放射性物質漏出の危険性については，各界から指摘されていたにもかかわらず，国と電力会社が，十分な対策を講ずることなく原発の増設をすすめてきた結果が，現在のフクシマである。

放射線の影響が懸念される地域住民に対しては，国が自治体と連携して，適切な避難措置や十分な健康管理を行うべきである。

健康調査の結論が出るまで安全宣言をすべきではない

国と福島県は，住民の健康調査を３０年にわたって行うとしているが，これまで原爆被爆者の内部被曝に関する健康影響調査を怠ってきた国の責任で丁寧に行うべきである。その際，原発周辺住民だけではなく，対照群の追跡調査も不可欠である。

水俣病では，不知火海沿岸住民の健康調査を怠ってきたため，公式確認から５５年になる今なお，未救済の被害者が放置されている。

国の不作為の結果，内部被曝の健康影響に関する判断基準が確立されていない以上，調査の途中で安全宣言することは許されない。

迅速かつ全面的に情報を公開すべきである

国と東京電力による情報開示の遅れが，国民の不信感を増幅させ，放射線に関する冷静な議論を阻害する要因ともなっている。放射線の内部被曝は軽視できないが，人から人に伝染するものではない。国民が的確な判断をするうえで，迅速かつ全面的な情報開示が不可欠である。

東電と国の責任で損害の全面賠償をすべきである

水俣病の原因企業チッソは，被害者救済の責任を免れようとしている。ミナマタを経験した私たちは，チッソの責任逃れを許してはならないし，東電の責任逃れも許してはならない。“安全神話”が完全に崩壊した今，国は，原発依存のエネルギー政策を転換するとともに，損害の全面賠償のため東電とともに責任を負うべきである。政府は，復興財源として増税も検討しているが，不況を長期化させる消費増税は絶対に許されない。

私たちは，熊本の地から，震災被災者の安全と生活再建を応援する。

２０１１年7月２日

“フクシマにミナマタの教訓を生かす”７．２緊急シンポ参加者一同

資料３　不知火海周辺地図（作成・大畑靖夫）

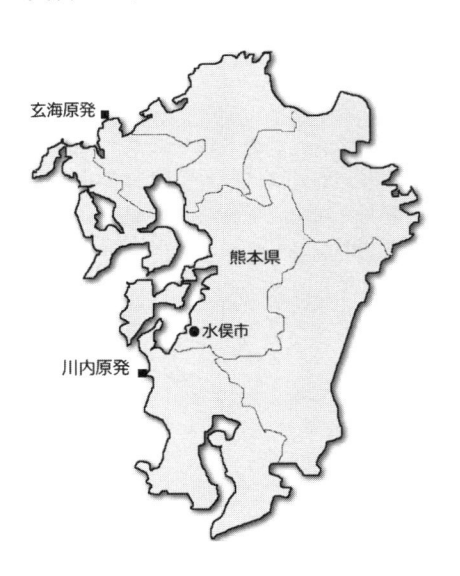

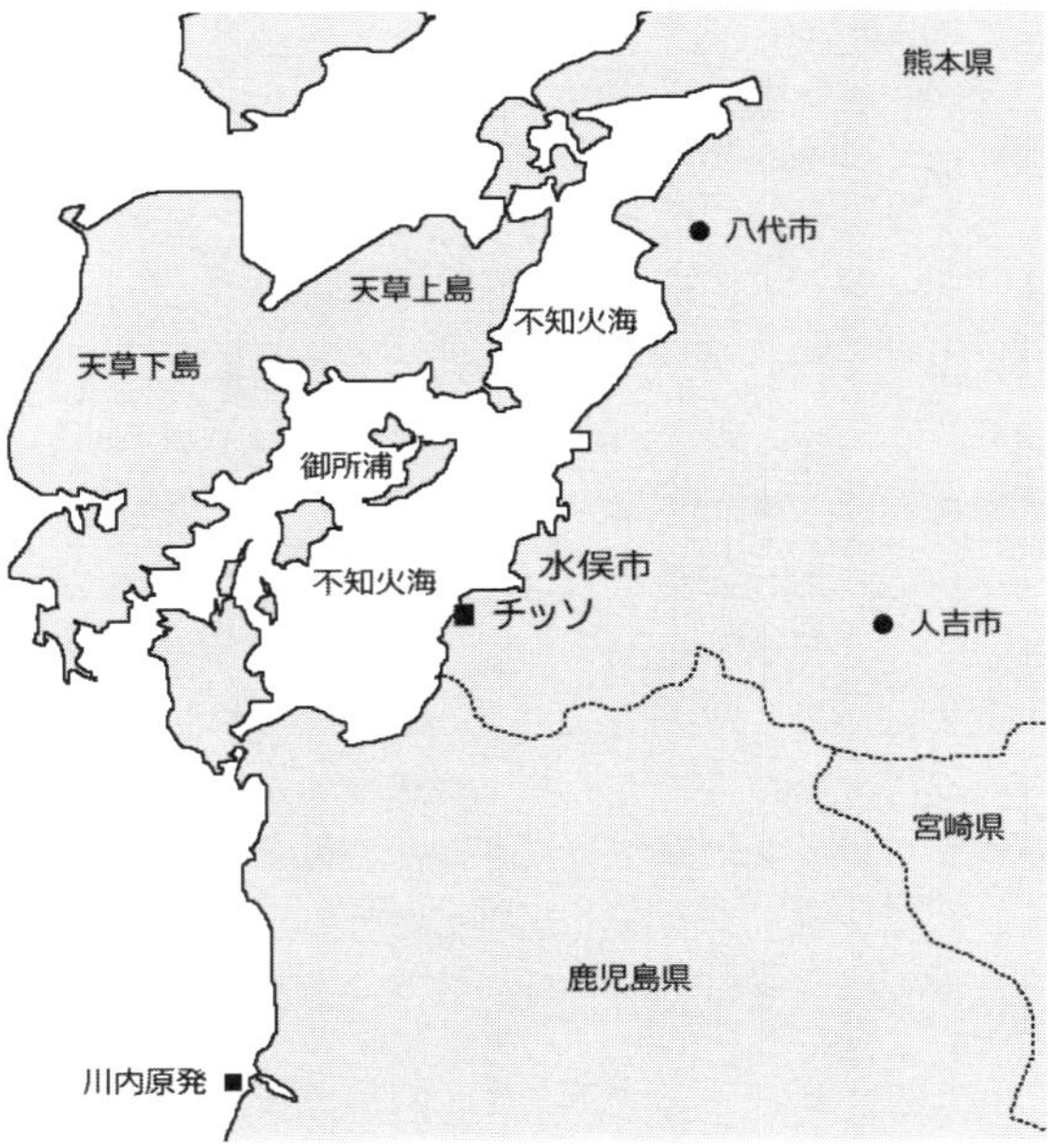

資料4　熊本日日新聞社説

平成23年（2011年）4月30日　土曜日　総合　2

事件の教訓を福島に生かせ

水俣病55年

社説

水俣病は5月1日、公式確認の日から55年となる。1年前のこの日に受け付けが始まった新たな救済策は節目を迎える。しかし、水俣病問題の根本的な課題は残されたままだ。今、私たちが水俣病問題の解決がなぜ遅れたかを総括することは、東日本大震災に伴う原発事故への対応にも示唆を与えることになろう。

水俣病事件史で常に紛争の的になってきたのは「被害」と「補償」の関係だ。その両面から考えたい。

第1に被害の側面では、国や原因企業がその範囲を狭く小さくとらえようとしたことが問題を深刻化させた。いくつかの症状の組み合わせがなければ水俣病と認めなかったり、地域や出生年で救済対象を「線引き」しようとしてきたからだ。

福島第1原発事故をめぐっては28日、国の審査会が損害の範囲を定める第1次指針をまとめた。原発から30㌔圏を中心とした住民の避難費用や営業損害などをまず対象と認定したが、農業、漁業、商工業など多くの産業が広域にわたり打撃を受けている。水俣病が教えてくれているのは、国や原因企業が被害をありのままに認めることの大切さだ。

特に強調しておきたいのは、水俣病の被害で常に軽視されてきたのが微量汚染の存在であることだ。1989年に発覚した問題がそれを象徴している。当時、WHO（世界保健機関）などでつくるIPCS（国際化学物質安全性計画）という国際機関が、胎児や子どもは微量のメチル水銀でも健康に影響を受けやすいとして、成人より厳しい安全基準にするよう各国に提案してきた。

これに対し日本の環境庁（当時）は極秘裏に研究班を組織し、IPCSへの反論を準備しようとした。最大の理由は、安全基準が厳しくなると係争中の水俣病裁判で被告の国が不利になる上、新たな補償要求も起きかねないという「官の論理」だった。しかしこの研究班はまともな反論すらできず解散し、国際社会は妊婦の安全基準を厳しく設定した。

福島の原発事故をめぐり日弁連が22日に出した会長声明は、成人より子どもの方が放射線の影響を長期間受けやすいと指摘し、成人より低い放射線量の基準設定を求めた。水俣病の教訓に学ぶ時ではないか。

第2は補償の側面だ。水俣病では裁判で2004年に国と県の責任が確定するまで、行政は長らく責任を認めようとしなかった。そのため原因企業チッソを通じた補償制度にこだわった。このことが「チッソがつぶれてしまえば救済を受けられない」との空気を生み、補償水準をチッソの対応能力の範囲内にとどめようとする方向に働いた。チッソの事業が子会社に譲渡された今、あらためて国、県とオールチッソは将来にわたる共同責任を自覚すべきだ。

福島原発事故の賠償では29日、国会で菅直人首相が「一義的には事業者である東京電力の責任だ。だが原発が国策であったことも事実で、最後まで国は責任を持つ」と言及した。東電を安易に免責することに国民の理解は得られまい。一方で東電の支払い能力の範囲に賠償を押し込めては、被害の実相と隔たる。

ミナマタの教訓を、ミナマタの今後とフクシマに生かしたい。

被爆と水俣病の経験生かせ

原発事故健康調査

社説

福島第１原発事故は収束の見通しが立たず、事故で放出された放射性物質の影響をめぐって周辺住民の不安が広がっている。こうした不安に一定の歯止めを掛け、長期にわたって県民の健康管理を図ろうと、福島県は２００万人余りの全県民を対象に健康調査に乗り出す。

福島県立医大を中心に、広島、長崎で被爆者の医療に携わってきた研究機関がサポートする。唯一の被爆国としての経験を生かせるかが問われることになる。

事故発生から３カ月足らずで、健康調査の実施を決めた福島県の姿勢は評価される。今回のように低い放射線量の被ばくが長期間続く場合の影響を知ることは重要で、国内だけでなく、世界も注目する調査となるはずだ。残念なことだが、水俣病ではいまだ不知火海沿岸地域住民の健康調査が実施されず、全体像が解明されていない。そのことを大きな教訓としなければならない。

調査に当たっては、県民に対する事前説明とプライバシーへの配慮を徹底することが大前提となる。心無い差別や風評被害を生まないため、得られたデータの取り扱いにも細心の注意が必要だ。広範で長期にわたる追跡調査には国の協力と支援が欠かせない。「国策」として原発を推し進めた国の責務でもあろう。

調査は事故後に県外に避難した人も含め、全県民に問診票を送付。事故当時にいた場所や、その後の行動を記録してもらい、県内各地で測定された放射線量と照合して各人が受けた線量を推定する。

これとは別に放射線量が高いとみられる地域の住民に対しては、先行して６月末にも血液や尿の検査を始める。健康への影響を詳細に分析した上で、今後の検査方法を検討し、対象範囲を広げる。

放射線による健康への影響は、長い年月を経てから出ることが懸念される。広島、長崎で被爆者を60年以上調べてきた放射線影響研究所（放影研）によると、被ばくの影響を調べるためには最低でも30年という年月が必要だという。

原爆と原発事故を単純には比較できないが、放影研などの研究では、被爆後の年数によってがん発症の部位に違いがあり、これら「後障害《こうしょうがい》」と呼ばれる発症については現在でも十分に解明されてはいない。

１９８６年のチェルノブイリ原発事故では、旧ソ連政府が当初、事故を隠したため、子どもを中心に被害が拡大した。原爆でもなく、チェルノブイリのような爆発事故でもない今回の事故で、健康への影響を追跡調査する意義は大きい。

とはいえ、調査が強制であってはならない。断ることができて、断った場合の不利益についてもきちんと住民に説明し、同意を得ることが大事だ。精神面のケアも求められる。

得られたデータは個人情報であり、徹底した管理が必要だ。県外へ避難や転居した場合でも、全国どこでも健康診断や医療を受けられる態勢も整えてもらいたい。

日本原水爆被害者団体協議会（被団協）は政府に対して、原発事故被災者にも被爆者に準じて「健康管理手帳」を交付することを要請している。実現すべき課題だろう。

平成23年(2011年)7月5日 火曜日 ㊥ 総合 2

社説

論点整理から浮かぶ共通性

福島と水俣

わが国の公害の原点といわれる水俣病と、21世紀に入って最悪となりつつある東京電力福島第1原子力発電所の事故。住民の立場で共有できる課題はないだろうか。それを探る民間のシンポジウムが2日、熊本市の熊本学園大で開かれた。

原爆症や水俣病の国家賠償請求訴訟の弁護団らが企画した同シンポには、放射線に詳しい学識者や水俣病と長年向き合ってきた医師らが出席。約300人が耳を傾けた。

放射能の拡散は今なお続く上、その健康への影響が判明するのは数年から数十年先となるなど、原発事故は水俣病とは異なる様相も呈している。それでもこうしたシンポが開かれるのは、いずれも〝国策〟がもたらした未曽有の人災であり、被害実態の把握や賠償の在り方について共通の論点も見いだしうるからだ。

例えば、原発から発生している大量の汚染水について、一部専門家からは「海に放出しても希釈される」との楽観論があった。しかし海に捨てられた有害物質が食物連鎖を通じて濃縮されることは、水俣病では証明済みだ。無責任な言説を見逃すわけにはいかないというのは、シンポ出席者の一致する思いだった。

特に、公式確認から半世紀以上もたちながら最終決着していない水俣病は、残念ながらその失敗の経験から福島に発信できる教訓に事欠かない。シンポでもそうした観点から多角的な指摘が相次いだ。

共通して挙がった教訓の一つは、被害をそのまま評価することの大切さだ。水俣病では被害を過小評価したことが紛争の長期化を招いた。

福島での健康被害の把握に当たっては、特に内部被ばくを考慮する重要性が指摘された。放射性物質が体の外にある外部被ばくに比べ、食べ物やほこりなどと一緒に体内に取り込まれて起きる内部被ばくは危険度が高いとされる。政府の基準が外部被ばく偏重であることを、専門家は強く批判した。福島県が実施を表明している全県民の長期健康調査に対しても、幕引きに利用されないよう手法への注文も出た。

心配されるのは健康面だけではない。福島では農林水産業、商工業からサービス業に至るまで甚大な産業被害が発生。長期の避難に伴い土地、家屋など財産の侵害も起きている。古里に帰られず家族が分断された人々の精神的苦痛も含め、被害としてきちんと認める必要がある。

責任と償いの面でも、水俣病は教訓を提示している。長らく行政責任を認めようとしなかった国は、原因企業チッソを通じた補償制度にこだわった。その構図が国の責任をあいまいにするとともに、「チッソが破綻すれば救済されなくなる」という空気を生み、補償水準を低く抑え込む役割を果たしたとの指摘もある。

政府が提案する原発被害の賠償制度も、原因企業東京電力が窓口となり国が後ろから支援する点では、水俣病と相似形だ。長期にわたり全被害を賠償する責任が明確になっているのか、シンポでも懸念が出た。

不知火海沿岸の住民健康調査すら未着手の水俣が、福島から学ぶ側面もあろう。今回のシンポを皮切りに、双方の住民サイドに立った論議の深化に期待したい。

資料５　水俣市議会決議（2011 年７月１日）

意見第４号

原子力・エネルギー政策を転換し、自然エネルギー政策促進を求める意見書について

上記の議案を別紙のとおり水俣市議会会議規則第１４条第１項の規定により提出します。

平成２３年７月１日

提出者議員　大　川　末　長
〃　野　中　重　男
〃　髙　岡　利　治
〃　塩　﨑　信　介
〃　西　田　弘　志
〃　緒　方　誠　也

水俣市議会議長　真　野　頼　隆　様

（別紙）

原子力・エネルギー政策を転換し、自然エネルギー政策促進を求める意見書

２０１１年３月１１日に、東北・関東地方を襲った巨大地震とそれに続く大津波の影響は、計り知れない被害をもたらしました。なかでも東京電力福島第一原子力発電所は、巨大地震と大津波の影響で全電源が失われた後に、冷却水の喪失から炉心溶融、そして大量の放射性物質の環境中への放出等、史上最悪の事態に陥り、今なお収束していません。一日も早い放射性物質の放出がおさまるための対策が進むことを注視しながら、同時に原子力・エネルギー政策を転換して、自然エネルギー政策を促進することを強く求めるものであります。

記

1　原子力安全行政の刷新

事前の指摘や数々の原発の事故隠しの発覚にもかかわらず、原発震災を防げなかった既存の原子力安全行政を抜本的に見直し、人心一新して独立性の高い安全規制委員会を新設すること。

2　原発震災の教訓

国内のみならず国際社会において、二度と原発震災を引き起こさないために、技術から政策決定に至るまでの、総合的な「事故調査委員会」を設け、事故の構造的な要因を徹底的に洗い出すこと。

3　原子力・エネルギー政策の転換

原発の大規模新設を前提とする既存の原子力・エネルギー政策路線は完全に非現実的であり、原子力・エネルギー政策を抜本的に見直し、自然エネルギーへの転換に国を挙げて取り組むこと。

4　段階的原発縮小と整合する気候変動・低炭素社会へ

短期的な対応として、無計画停電にかわる戦略的な電力需要側の対策の活用をはじめ、発送電の見直し、自然エネルギーへの投資を行うこと。

気候変動政策・低炭素社会構築にエネルギー政策の転換を反映させること。

国民生活と産業活動に配慮しつつ、段階的な原発縮小と整合する気候変動政策を確立すること。

5　九州電力の川内原発について

九州電力の川内原発の１号機と２号機は計画的に廃炉を検討し、濃縮ウランを使った３号機の増設の再考を促すこと。

以上、地方自治法第９９条の規定により、意見書を提出します。

平成２３年7月1日

水　俣　市　議　会

内閣総理大臣	菅　直人	様
内閣官房長官	枝野幸男	様
総務大臣	片山善博	様
財務大臣	野田佳彦	様
文部科学大臣	髙木義明	様
経済産業大臣	海江田　万里	様
衆議院議長	横路孝弘	様
参議院議長	西岡武夫	様

資料 6　原爆症認定申請件数と認定状況── 1957 年度末から 2010 年度末

調：（社）日本被団協原爆被爆者中央相談所

年度	申請件数	認定件数	却下件数	照会等数	認定率 %	年度末認定被爆者数	年度末被爆者健康手帳所持者数
1957	1484	1436	48	0	97	1436	200,984
58	1393	1365	28	0	98		217,292
59	1073	1064	9	0	99		225,981
1960	1216	1191	16	9	98	4534	235,189
61	419	401	14	4	95	4843	248,526
62	207	184	16	7	89	4961	262,978
63	181	149	10	22	82	4576	268,291
64	137	115	18	4	84	4220	272,964
65	98	79	17	2	81	4202	281,595
66	89	62	23	4	74	4241	301,695
67	88	67	15	6	83	4293	313,161
68	399	225	156	18	61	4484	321,699
69	450	261	177	12	61	4058	326,037
1970	257	141	109	7	58	3986	333,045
71	235	130	88	17	63	4036	339,698
72	245	122	71	52	61	4105	346,843
73	203	105	84	14	52	4170	349,177
74	251	142	96	13	57	4276	356,527
75	213	78	128	7	37	4301	364,261
76	170	59	102	9	35	4278	366,523
77	149	65	81	3	44	4300	368,932
78	167	67	90	10	40	4221	370,594
79	241	89	137	15	37	4250	371,944
1980	286	110	168	8	38	4264	372,264
81	317	142	161	14	45	4340	372,140
82	260	116	141	3	44	2877	372,179
83	285	118	141	26	41	2458	368,259
84	288	125	152	11	43	2408	367,344
85	289	110	173	6	38	2229	365,925
86	316	125	148	43	40	2047	362,547
87	285	112	173		39	2062	359,931
88	284	116	168		41	2016	356,488
89	385	159	226		41	2035	352,550
1990	360	136	224		38	2038	348,030
91	296	100	196		34	1997	343,712
92	290	126	164		43	2039	339,034
93	232	84	148		36	2144	333,812

年度	申請件数	認定件数	却下件数	照会等数	認定率 %	年度末認定被爆者数	年度末被爆者健康手帳所持者数
94	276	95	181		34	2197	328,629
95	428	138	290		32	2030	323,420
96	315	105	210		33	2049	317,633
97	473	170	303		36	2092	311,704
98	325	117	208		36	2074	304,455
99	360	187	173		52	2166	297,613
2000	222	120	102		54	2238	291,824
01	657	173	484		26	2169	285,620
02	915	199	725	62	22	2223	279,174
03	771	198	544	16	26	2271	273,918
04	630	164	454		26	2251	266,598
05	788	230	527	32	29	2280	259,556
6	714	124	443		17	2242	251,834
7	1601	123	134		8	2188	243,692
8	8580	2919	62		34	4415	235,569
9	3964	2807	2134		71	6367	227,565
10	2461	1435	5000		58	7210	219,410

* 申請件数は諮問された件数

*1982 年以降の「年度末認定被爆者数」は、認定疾病「治癒」者を除く

資料7　原爆症認定訴訟の判決（作成・中川重徳（東京弁護団））

	判決日			
	93.5.26	松谷訴訟　長崎地裁判決	2.45キロ、頭部外傷による片麻痺	勝訴
	97.11.7	松谷訴訟　福岡高裁判決		勝訴
	00.07.17	松谷訴訟　最高裁判決		勝訴
	00.11.7	小西原爆裁判　大阪高裁判決	1.8キロ　白血球減少症と肝機能障害	白血球減少症で勝訴
2001/5/25「原爆症認定に関する審査の方針」策定　(DS86+原因確率、しきい値)				
	04.3.31	東訴訟地裁判決	肝機能障害（C型肝炎）	勝訴
	05.3.29	東訴訟高裁判決		勝訴確定

原爆症認定集団訴訟（2003年4月17日～全国17地裁へ提訴）

	判決日		放射線起因性が認められた疾病	備考
①	06.5.12	大阪地裁　一次		集団訴訟最初の判決。9名全員勝訴
②	06.8.4	広島地裁		41名全員勝訴
③	07.1.31	名古屋地裁		4名中2名勝訴
④	07.3.20	仙台地裁		2名全員勝訴
⑤	07.3.22	東京地裁		30名中21名勝訴
⑥	07.7.30	熊本地裁	C型肝硬変、甲状腺機能低下症ほか変形脊椎症や膝関節症、糖尿病	21名中19名勝訴。直後に安倍総理が認定基準の見直しを指示
2008/3/17「新しい審査の方針」策定。4月から実施				
⑦	08.5.28	仙台高裁（④事件控訴審）	要医療性を実情に即して広く認めた	上告断念により確定
⑧	08.5.30	大阪高裁（①事件控訴審）	甲状腺機能低下症につき初の高裁判決（3.3キロ）、ケロイド	上告断念により確定
⑨	08.6.23	長崎地裁	C型慢性肝炎・肝硬変、ガラス摘出後遺症、両変形性膝関節炎・足関節炎、心筋梗塞、狭心症	
⑩	08.7.18	大阪地裁　二次	肝硬変、入市者心筋梗塞	
⑪	08.9.22	札幌地裁	C型慢性肝炎・肝硬変、慢性甲状腺炎	9/25 河村官房長官「一挙に解決すべきときにきているのでは」「控訴期限までに一つの考え方をまとめたい」
肝機能障害と甲状腺機能低下症の扱いを分科会に議論させることを決める（方向性は示さず）				
⑫	08.10.14	千葉地裁	C型肝硬変、陳旧性心筋梗塞・脳梗塞後遺症	11/19 河村官房長官「東京高裁判決が一括解決のタイムリミット」
⑬	09.1.23	鹿児島地裁	甲状腺腫瘍、前立腺腫瘍	控訴断念して確定
⑭	09.3.12	千葉訴訟（一次）・東京高裁判決	C型肝硬変、陳旧性心筋梗塞・脳梗塞後遺症	国は上告期限前日まで上告できず。厚労省コメントと被爆者に面談した河村官房長官が「5月解決」を約束
⑮	09.3.18	広島（2陣）地裁	一部国賠認容。C型肝炎・C肝硬変、白内障ほか	
⑯	09.3.27	高知地裁	虚血性心疾患	原告1名（遺族）

⑰	09.5.15	大阪（二次）高裁	肝硬変、入市者心筋梗塞、体内異物	国が上告断念して確定
⑱	09.5.28	東京（一次）高裁	C 型肝炎、甲状腺機能低下症、8/11 広島入市、5 キロがんほか	国が上告断念（10 名勝訴確定・1 名敗訴上告）
肝機能障害と甲状腺機能低下症を積極認定対象疾病とする（限定付き）2009.6.22				
⑲	09.8.03	熊本地裁（二陣）	変形性脊椎症、肺気腫、骨粗鬆症、頸椎椎間板ヘルニア、変形性膝関節症、長崎 8/14 入市など	全員勝訴、確認書に基づき控訴せず確定
【原爆症認定集団訴訟の終結に関する基本方針に係る確認書】及び内閣官房長官談話 2009.8.6				
⑳	09.11.30	福岡高裁（熊本一次）		肝硬変が積極認定に入っても認定されていなかった 2.5 キロ C 型肝炎について逆転勝訴
㉑	09.11.30	横浜地裁		1.1 キロ慢性肝炎 ,5.4 キロ + 入市の中咽頭がん ,1.2 キロ左手指切断後遺症が勝訴。
㉒	10.3.11	名古屋高裁判決	3.1 キロ + 入市の原告の白内障につき逆転勝訴（判決 185 頁等）	1 名上告断念して確定
㉓	10.3.29	高松地裁	C 型由来肝腫瘍	1 名勝訴
㉔	10.3.30	東京地裁（第二次）	甲状腺機能亢進症、2 キロ心筋梗塞 , 脳梗塞 ,117 時間後入市がんなど	2 名敗訴（5.4 キロがん , 二日後入市心筋梗塞）
㉕	10.5.25	千葉地裁（第二次）	白内障 , 甲状腺機能低下症	2 名中 1 名勝訴。甲状腺機能低下症認容
㉖	10.6.16	岡山地裁	子宮体がん	敗訴。総論も低レベル。
㉗	10.7.20	長崎地裁（第二次）	○変形性脊椎症 , ○脳腫瘍	2 名勝訴 ,4 名敗訴
㉘	10.12.22	札幌地裁	2 キロ心筋梗塞勝訴	原告 1 名
㉙	11.7.5	東京地裁（第 3 次）	○ 2k 台心筋梗塞・狭心症、入市、3.5k 脳梗塞、肝機能障害、4k 甲状腺機能亢進症、胸部大動脈瘤	実質 12 名勝訴、4 名敗訴
㉚	11.12.21	大阪地裁（第 3 次）		※ 2011 年 12 月 21 日判決

* 最高裁判決（⑱で控訴棄却された 1 名に対する上告審）100219

資料８　ノーモア・ミナマタ略年表（作成・弁護士松岡智之）

年	月	事件内容
1908年	8月	曽木電気と日本カーバイト商会を併合、日本窒素肥料株式会社(現在のチッソ)発足
1932年	5月	チッソ水俣工場でアセトアルデヒドの生産を始める
1954年	6月	水俣市茂道、月ノ浦地区の猫が全滅
1956年	5月	チッソ付属病院の細川院長が水俣保健所に原因不明の病気を報告（水俣病の公式確認)
1957年	9月	熊本県の魚介類販売禁止の照会に対して厚生省は「水俣湾内特定地域の魚介類がすべて有毒化している明らかな根拠は認められない」として、販売を禁止せず
1958年	9月	チッソが工場廃水の排出先を百間港から水俣川河口に変更
1959年	7月	熊大研究班、有機水銀説を公式発表
	10月	細川院長の猫実験でアセトアルデヒド廃液をエサに混ぜた猫がネコ水俣病を発症
	11月	不知火海沿岸の漁民が総決起大会を開く。工場の操業中止を申し入れたが拒否されたため工場に押し入り警官隊と衝突、100人以上のけが人が出た 水俣市長らが当時の寺本知事に対しチッソの工場排水を止めないように陳情 厚生省の食中毒部会が有機水銀原因説を大臣に答申。厚生省、翌日同部会を解散
	12月	チッソと水俣病患者家庭互助会が見舞金契約（1次訴訟判決で公序良俗違反で無効と判示)
1960年	4月	東工大清浦教授、「アミン中毒説」主張。水俣漁協はアミン中毒説に抗議
1961年	1月	不知火海沿岸の漁民の新日窒侵入事件につき3名に執行猶予刑、52名に罰金刑の判決
	8月	胎児性水俣病を初めて認定
1963年	2月	熊大水俣病研究班が「原因はメチル水銀化合物」と発表
1965年	5月	新潟水俣病発生の公式確認
1967年	6月	新潟水俣病の患者らが昭和電工に損害賠償を求めた新潟水俣病第1次訴訟提起
1968年	5月	チッソを最後に全国の工場でアセトアルデヒドの製造をやめる
	9月	国が水俣病、新潟水俣病を公害認定
1969年	6月	熊本の患者がチッソに損害賠償を求め熊本地裁に提訴（1次訴訟)
	12月	厚生省、水俣市などを公害地域指定。公害被害者認定審査会発足
1971年	8月	環境庁、有機水銀の影響が否定できない場合は水俣病とする「昭和46年判断条件」を通知
	9月	新潟1次訴訟勝利判決（原告勝利)
1972年	12月	東京地検、自主交渉派川本輝夫氏を傷害罪で起訴（最高裁、80年12月公訴棄却確定)
1973年	1月	熊本2次訴訟始まる（被告チッソ)。認定・未認定患者の損害賠償
	3月	熊本次訴訟判決（原告勝訴)
	7月	チッソと患者各派が補償協定（チッソが認定患者に1600万円〜1800万円の補償金などを支払うようになる)。水俣病被害者の会との補償協定は12月
1974年	12月	被害者406名が認定の遅れは熊本県に責任があるとして提訴（1976年12月原告勝訴確定)
1975年	11月	患者による歴代チッソ幹部の刑事告訴
1976年	12月	患者342名がニセ患者発言の県会議員2名を名誉毀損で提訴（78年3月原告勝訴)
1977年	7月	環境庁、症状の組み合わせを要求する「昭和52年判断条件」を通知
1978年	11月	行政不服審査請求を却下された4名が棄却処分取消訴訟を提起（97年原告勝訴確定)

	12月	認定申請患者22名が認定不作為による賠償請求訴訟を熊本地裁に提訴（待たせ賃訴訟）
1979年	3月	2次訴訟熊本地裁判決（原告14名中12名を水俣病と認める） チッソ刑事事件判決、業務上過失致死傷でそれぞれ有罪判決（チッソ幹部ら即日控訴）
1980年	5月	熊本地裁に3次訴訟（被告チッソ・国・熊本県）提起
1982年	6月	新潟水俣病2次訴訟
	10月	水俣病関西訴訟提起（県外在住者）
1983年	7月	待たせ賃訴訟判決原告勝訴（国、県控訴）
1984年	5月	水俣病東京訴訟A・B号（チッソ、国、県）提起
1985年	8月	2次訴訟福岡高裁判決（原告勝訴）「52年判断条件」を批判
	10月	環境庁、2次訴訟控訴審判決で批判された判断条件について、妥当と結論
	11月	待たせ賃訴訟福岡高裁判決原告勝訴（国上告） 水俣病京都訴訟（チッソ、国、県）提起
1986年	7月	特別医療事業制度開始
1987年	3月	熊本地裁3次訴訟第1陣判決（国・県の責任を認める）
1988年	2月	チッソ刑事裁判上告審最高裁判決上告棄却決定（有罪確定）
1990年	9月	東京訴訟で和解勧告 国は和解拒否
1991年	4月	待たせ賃訴訟最高裁判決「破棄差し戻し」
1992年	2月	東京訴訟A号（国・県の責任を認めず）
	3月	新潟2次訴訟判決（国の責任認めず）
1993年	3月	熊本3次訴訟2陣判決（国・県の責任認める）
1994年	7月	大阪地裁で関西訴訟判決（国・県の責任認めず）
1995年	12月	政府、水俣病問題の最終解決策を決定（水俣病政治決着）
1996年	5月	熊本第3次訴訟控訴審第1陣・第2陣原告、チッソと和解。熊本地裁、大阪高裁、京都地裁、福岡高裁、東京地裁でもチッソと和解（関西訴訟を除く全ての水俣病民事訴訟が終結）
2001年	12月	熊本県に対する故溝口チエ氏の認定申請棄却処分取消訴訟が始まる
2004年	10月	最高裁判決（大阪高裁判決を支持）
2005年	10月	不知火患者会が国・県・チッソに損害賠償を求め提訴（50名）
2006年	4月	ノーモア・ミナマタ訴訟原告数が1000名を超える
	6月	関西訴訟最高裁判決後熊本、鹿児島、新潟3県で認定申請者数が4000名を超える
	9月	環境省の「水俣病問題に係る私的懇談会」が提言とりまとめ。全被害者を救済する「恒久的な枠組み」を求める
	11月	環境省公害健康被害補償不服審査会、緒方氏の不服申立てに対し棄却処分取り消しの裁決
	12月	与党水俣病問題プロジェクトチーム（与党ＰＴ）座長に園田博之衆議院議員が就任
2007年	2月	関西訴訟最高裁判決以降、熊本、鹿児島、新潟の3県で水俣病認定申請者が5000人に達する 九州弁護士会連合会が「水俣病被害者放置は人権侵害」と国・県・チッソに警告
	3月	新潟県水俣病認定審査会、2名を認定（22年ぶり） 熊本県認定審査会が緒方正実氏を水俣病と認定（8年ぶり）
	5月	関西訴訟原告団長の川上敏行氏、水俣病認定義務付け訴訟を熊本地裁に提起
	7月	水俣病被害者互助会が与党ＰＴが示した救済策を拒否
	10月	水俣病被害者互助会の9名が熊本地裁に提訴（胎児・小児世代）

2008年　1月	水俣病溝口訴訟判決、原告の請求を棄却
11月	公害健康被害者補償不服審査会が鹿児島県の男性の審査請求を認め、県の処分取消しを裁決
12月	鹿児島県に認定申請を棄却された男性の逆転認定確定 九弁連が熊本県に対して、「重大な人権侵害が継続している」と警告 新保健手帳交付者、熊本、鹿児島、新潟３県で２万人を超える
2009年　2月	不知火患者会近畿支部の12名が大阪地裁に提訴（ノーモア・ミナマタ近畿訴訟）
3月	与党ＰＴ、チッソ分社化と地域指定解除を盛り込んだ特別措置法案を了承 水俣病被害者６団体が「特別措置法案」の分社化と地域指定解除に反対する共同声明 与党が「水俣病に関する特別措置法案」を国会に提出 水俣病被害者の会11団体が県庁要請、与党の特措法に反対する共同声明を発表 日弁連が「水俣病特別措置法案反対」の会長声明を発表
6月	新潟水俣病阿賀野患者会の27名が新潟地裁に提訴 不知火患者会、特別措置法案に反対するため患者会衆議院会館前にて座り込み抗議行動
7月	水俣病特別措置法案が衆参両議院で可決・成立 チッソ、関西訴訟後の認定患者の補償を拒否。この患者が支払いを求め大阪地裁に提訴
8月	環境省原徳寿保健部長の詐病発言が朝日新聞に掲載される 水俣病患者ら160人が原環境省保健部長の詐病発言を巡り部長の解任を求め要請書を提出 熊本・近畿・新潟の水俣病被害者団体と弁護団が水俣病被害者・弁護団全国連絡会議を結成
9月	不知火海沿岸大検診（２日間で1041名が受診）
11月	ノーモア・ミナマタ訴訟第18陣142名が追加提訴（原告数2051名）
2010年　1月	熊本地裁に原告、被告が解決勧告を要請 ノーモア・ミナマタ熊本訴訟で高橋亮介裁判長が、当事者双方に和解による解決を勧告
2月	不知火患者会関東支部の23名が東京地裁に提訴(ノーモア・ミナマタ東京訴訟)
3月	ノーモア・ミナマタ熊本訴訟で高橋裁判長が和解に向けた解決所見を出す 鳩山首相、解決所見の受け入れを表明 チッソ、解決所見の受け入れを決定 ノーモア・ミナマタ訴訟原告団総会(圧倒的多数の賛成で所見の受け入れを決定) ノーモア・ミナマタ熊本訴訟で基本合意成立
7月	大阪地裁が、水俣病としての認定を義務付ける原告勝訴の判決
9月	関西訴訟認定原告の補償金訴訟で大阪地裁が原告の請求を棄却（2007年5月提訴）
2011年　3月	ノーモア・ミナマタ新潟全被害者救済訴訟、ノーモア・ミナマタ東京訴訟、ノーモア・ミナマタ熊本訴訟、ノーモア・ミナマタ近畿訴訟、和解成立
4月	チッソが分社化（子会社ＪＮＣが営業開始）
6月	関西訴訟認定原告の補償金訴訟で大阪高裁も原告の請求を棄却 熊本・天草の地域外の被害者70人が特措法による救済申立
7月	熊本県が関西訴訟原告団長の川上敏行氏を水俣病と認定 チッソが川上敏之氏に対する補償金の支払いを拒否

編著者
原爆症認定訴訟熊本弁護団

連絡先
〒860-0078
熊本市京町1丁目12番2号　京町会館1F
たんぽぽ法律事務所
TEL 096（352）2523
FAX 096（352）2524

水俣の教訓を福島へ――水俣病と原爆症の経験をふまえて

2011年8月6日　初版第1刷発行
2012年2月1日　初版第2刷発行

編著者 ――原爆症認定訴訟熊本弁護団
発行者 ――平田　勝
発行 ――花伝社
発売 ――共栄書房
〒101-0065　東京都千代田区西神田2-5-11 出版輸送ビル2F
電話　03-3263-3813
FAX　03-3239-8272
E-mail　kadensha@muf.biglobe.ne.jp
URL　http://kadensha.net
振替 ――00140-6-59661
装幀 ――佐々木正見
印刷・製本 ―シナノ印刷株式会社

ISBN978-4-7634-0610-1 C0036